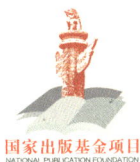
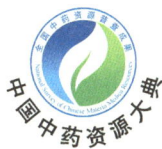

国家出版基金项目
NATIONAL PUBLICATION FOUNDATION

中国中药资源大典
——中药材系列

中药材生产加工适宜技术丛书

中药材产业扶贫计划

重楼生产加工适宜技术

总 主 编　黄璐琦

主　　编　张金渝　杨美权

副 主 编　杨天梅　杨维泽

中国健康传媒集团
中国医药科技出版社

内容提要

《中药材生产加工适宜技术丛书》以全国第四次中药资源普查工作为抓手，系统整理我国中药材栽培加工的传统及特色技术，旨在科学指导、普及中药材种植及产地加工，规范中药材种植产业。本书为重楼生产加工适宜技术，包括：概述、重楼药用资源、重楼种植技术及地区性特色适宜技术、重楼药材学介绍、重楼加工与开发等内容。本书适合中药种植户及中药材生产加工企业参考使用。

图书在版编目（CIP）数据

重楼生产加工适宜技术 / 张金渝，杨美权主编 . —北京：中国医药科技出版社，2018.3（2024.9重印）

（中国中药资源大典 . 中药材系列 . 中药材生产加工适宜技术丛书）

ISBN 978-7-5067-9722-1

Ⅰ . ①重… Ⅱ . ①张… ②杨… Ⅲ . ①七叶一枝花－中药加工 Ⅳ . ① R282.71

中国版本图书馆 CIP 数据核字（2018）第 279442 号

美术编辑　陈君杞

版式设计　锋尚设计

出版　中国健康传媒集团｜中国医药科技出版社

地址　北京市海淀区文慧园北路甲 22 号

邮编　100082

电话　发行：010-62227427　邮购：010-62236938

网址　www.cmstp.com

规格　710×1000mm　$^1/_{16}$

印张　$7^1/_4$

字数　65 千字

版次　2018 年 3 月第 1 版

印次　2024 年 9 月第 3 次印刷

印刷　北京盛通印刷股份有限公司

经销　全国各地新华书店

书号　ISBN 978-7-5067-9722-1

定价　20.00 元

获取新书信息、投稿、为图书纠错，请扫码联系我们。

中药材生产加工适宜技术丛书
—— 编委会 ——

总 主 编 黄璐琦

副 主 编 （按姓氏笔画排序）

王晓琴	王惠珍	韦荣昌	韦树根	左应梅	叩根来
白吉庆	吕惠珍	朱田田	乔永刚	刘根喜	闫敬来
江维克	李石清	李青苗	李旻辉	李晓琳	杨 野
杨天梅	杨太新	杨绍兵	杨美权	杨维泽	肖承鸿
吴 萍	张 美	张 强	张水寒	张亚玉	张金渝
张春红	张春椿	陈乃富	陈铁柱	陈清平	陈随清
范世明	范慧艳	周 涛	郑玉光	赵云生	赵军宁
胡 平	胡本详	俞 冰	袁 强	晋 玲	贾守宁
夏燕莉	郭兰萍	郭俊霞	葛淑俊	温春秀	谢晓亮
蔡子平	滕训辉	瞿显友			

编　　委 （按姓氏笔画排序）

王利丽	付金娥	刘大会	刘灵娣	刘峰华	刘爱朋
许 亮	严 辉	苏秀红	杜 弢	李 锋	李万明
李军茹	李效贤	李隆云	杨 光	杨晶凡	汪 娟
张 娜	张 婷	张小波	张水利	张顺捷	林树坤
周先建	赵 峰	胡忠庆	钟 灿	黄雪彦	彭 励
韩邦兴	程 蒙	谢 景	谢小龙	雷振宏	

学术秘书 程 蒙

本书编委会

主　　编　张金渝　杨美权

副 主 编　杨天梅　杨维泽

编写人员　（按姓氏笔画排序）

邓先能（云南省农业科学院药用植物研究所）

左应梅（云南省农业科学院药用植物研究所）

左智天（云南省农业科学院药用植物研究所）

石　瑶（云南省农业科学院药用植物研究所）

申时全（云南省农业科学院）

白　奕（临沧市耿马重楼庄园）

许宗亮（云南省农业科学院药用植物研究所）

李新华（云南省怒江傈僳族自治州贡山独龙族怒族自治县农业局）

杨明英（云南省农业科学院农业环境资源研究所）

杨绍兵（云南省农业科学院药用植物研究所）

陈秀花（云南省怒江傈僳族自治州贡山独龙族怒族自治县农业局）

金　航（云南省农业科学院药用植物研究所）

赵　仁（云南白药集团）

赵安洁（云南省农业科学院药用植物研究所）

钱均祥（云南省农业科学院药用植物研究所）

简邦丽（云南省临沧市云县农业局）

序

我国是最早开始药用植物人工栽培的国家，中药材使用栽培历史悠久。目前，中药材生产技术较为成熟的品种有200余种。我国劳动人民在长期实践中积累了丰富的中药种植管理经验，形成了一系列实用、有特色的栽培加工方法。这些源于民间、简单实用的中药材生产加工适宜技术，被药农广泛接受。这些技术多为实践中的有效经验，经过长期实践，兼具经济性和可操作性，也带有鲜明的地方特色，是中药资源发展的宝贵财富和有力支撑。

基层中药材生产加工适宜技术也存在技术水平、操作规范、生产效果参差不齐问题，研究基础也较薄弱；受限于信息渠道相对闭塞，技术交流和推广不广泛，效率和效益也不很高。这些问题导致许多中药材生产加工技术只在较小范围内使用，不利于价值发挥，也不利于技术提升。因此，中药材生产加工适宜技术的收集、汇总工作显得更加重要，并且需要搭建沟通、传播平台，引入科研力量，结合现代科学技术手段，开展适宜技术研究论证与开发升级，在此基础上进行推广，使其优势技术得到充分的发挥与应用。

《中药材生产加工适宜技术》系列丛书正是在这样的背景下组织编撰的。该书以我院中药资源中心专家为主体，他们以中药资源动态监测信息和技术服务体系的工作为基础，编写整理了百余种常用大宗中药材的生产加工适宜技术。全书从中药材的种植、采收、加工等方面进行介绍，指导中药材生产，旨在促进中药资源的可持续发展，提高中药资源利用效率，保护生物多样性和生态环境，推进生态文明建设。

丛书的出版有利于促进中药种植技术的提升，对改善中药材的生产方式，促进中药资源产业发展，促进中药材规范化种植，提升中药材质量具有指导意义。本书适合中药栽培专业学生及基层药农阅读，也希望编写组广泛听取吸纳药农宝贵经验，不断丰富技术内容。

书将付梓，先睹为悦，谨以上言，以斯充序。

中国中医科学院　院长

中 国 工 程 院 院 士　　张伯礼

丁酉秋于东直门

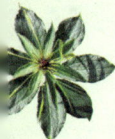

总　前　言

中药材是中医药事业传承和发展的物质基础，是关系国计民生的战略性资源。中药材保护和发展得到了党中央、国务院的高度重视，一系列促进中药材发展的法律规划的颁布，如《中华人民共和国中医药法》的颁布，为野生资源保护和中药材规范化种植养殖提供了法律依据；《中医药发展战略规划纲要（2016—2030年）》提出推进"中药材规范化种植养殖"战略布局；《中药材保护和发展规划（2015—2020年）》对我国中药材资源保护和中药材产业发展进行了全面部署。

中药材生产和加工是中药产业发展的"第一关"，对保证中药供给和质量安全起着最为关键的作用。影响中药材质量的问题也最为复杂，存在种源、环境因子、种植技术、加工工艺等多个环节影响，是我国中医药管理的重点和难点。多数中药材规模化种植历史不超过30年，所积累的生产经验和研究资料严重不足。中药材科学种植还需要大量的研究和长期的实践。

中药材质量上存在特殊性，不能单纯考虑产量问题，不能简单复制农业经验。中药材生产必须强调道地药材，需要优良的品种遗传，特定的生态环境条件和适宜的栽培加工技术。为了推动中药材生产现代化，我与我的团队承担了农业部现代农业产业技术体系"中药材产业技术体系"建设任务。结合国家中医药管理局建立的全国中药资源动态监测体系，致力于收集、整理中药材生产加工适宜技术。这些适宜技术限于信息沟通渠道闭塞，并未能得到很好的推广和应用。

本丛书在第四次全国中药资源普查试点工作的基础下，历时三年，从药用资源分布、栽培技术、特色适宜技术、药材质量、现代应用与研究五个方面系统收集、整理了近百个品种全国范围内二十年来的生产加工适宜技术。这些适宜技术多源于基层，简单实用、被老百姓广泛接受，且经过长期实践、能够充分利用土地或其他资源。一些适宜技术尤其适用于经济欠发达的偏远地区和生态脆弱区的中药材栽培，这些地方农民收入来源较少，适宜技术推广有助于该地区实现精准扶贫。一些适宜技术提供了中药材生产的机械化解决方案，或者解决珍稀濒危资源繁育问题，为中药资源绿色可持续发展提供技术支持。

本套丛书以品种分册，参与编写的作者均为第四次全国中药资源普查中各省中药原料质量监测和技术服务中心的主任或一线专家、具有丰富种植经验的中药农业专家。在编写过程中，专家们查阅大量文献资料结合普查及自身经验，几经会议讨论，数易其稿。书稿完成后，我们又组织药用植物专家、农学家对书中所涉及植物分类检索表、农业病虫害及用药等内容进行审核确定，最终形成《中药材生产加工适宜技术》系列丛书。

在此，感谢各承担单位和审稿专家严谨、认真的工作，使得本套丛书最终付梓。希望本套丛书的出版，能对正在进行中药农业生产的地区及从业人员，有一些切实的参考价值；对规范和建立统一的中药材种植、采收、加工及检验的质量标准有一点实际的推动。

2017年11月24日

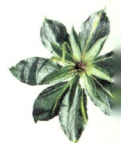

前　言

重楼是我国南方重要的中药材，是"云南白药""季德胜蛇药"等重要传统中成药的主要成分，由于长期以来不合理的利用方式，致使重楼野生资源枯竭，人工种植迫在眉睫。而由于重楼人工驯化时间短、种子萌发率低、生长缓慢、种植周期长、种植技术要求高、种植成本投入大，严重制约了重楼种植业的可持续发展。

云南省农业科学院药用植物研究所及相关人员长期从事重楼种植技术研究，选育了重楼新品种，指导企业通过了国家GAP认证，是国内重楼种植技术研究水平最高的科研院所。以云南省农业科学院药用植物研究所为主的科研单位在重楼种子萌发技术、规范化种植技术以及病虫害防控方面取得了较大突破，云南省重楼的人工驯化种植得以实现并迅猛发展。据2017年6月云南省农业厅公布的数据，仅2017年云南省重楼种植面积已达10.36万亩，成为云南省农业产值超10亿的六大中药材品种之一。

本书编者都是长期从事重楼种植技术研究的专家，他们在多年研究实践的基础上编写了本书。本书从重楼药材的生物学分类鉴别着手，考证了其历史沿革，叙述了其新品种选育、生物学习性、生长发育规律；介绍了其功能主治、药理药效、植物化学成分和鉴别；着重叙述了重楼种植技术和产地初加工技术，并对市场动态及应用前景进行了简单分析，介绍了目前重楼种植技术的最新成果，是有关重楼种植较为全面的种植技术书籍。随着我国生物医药产业的迅猛发展，跨越式发展中药材种植产业方兴未艾，适应生物医药产业的可持续发展趋势尤显，尤其是实施精准扶贫对中药材生产加工适宜技术的迫切需要，本书出版正当时宜。

特别感谢云南省农业科学院药用植物研究所的杨丽英研究员为本书提供了良种选育方面的部分文字资料及部分图片资料。本书的部分成果得益于农业部行业专项"热带药用植物资源保护利用技术研究与示范201303117"项目"重楼生态复合种植技术研究"课题，在此也一并感谢。

本书编写虽经反复审读，但中药文化博大精神，疏漏错误之处在所难免，希望读者给予批评指正。

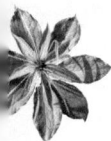

编者

2017年10月

目　录

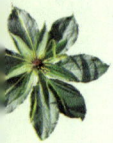

第1章

概　述

重楼为百合科植物云南重楼*Paris polyphylla* var. *yunnanensis*（Franch）Hand. -Mazz.和七叶一枝花（华重楼）*Paris polyphylla* var. *chinensis*（*Franch.*）Hara的干燥根茎，别名虫蒌、独脚莲、重楼一枝箭、七叶一枝花等，为我国传统中药材，早在秦汉时期的《神农本草经》中就有记载，其后的《名医别录》《新修本草》《滇南本草》《本草纲目》等历代本草典籍均对重楼的药性、药效以及形态作出描述，也是历版《中华人民共和国药典》收载品种。重楼有清热解毒、消肿止痛、凉肝定惊之功效。临床上用于治疗疔疮痈肿、咽喉肿痛、毒蛇咬伤、跌扑伤痛、惊风抽搐等症。民间常用于外伤出血、骨折、扁桃腺炎、腮腺炎、乳腺炎、肠胃炎、肺炎、疟疾、痢疾、癌症等多种疾病，是云南白药、宫血宁、抗病毒冲剂及季德胜蛇药片等国家重点保护中成药的主要原材料。

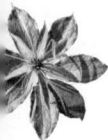

野生的药用重楼目前主要分布于四川及长江以南广大地区，其中云南重楼主要分布于云南高原及周边的四川、贵州及缅甸靠云南一带，如四川的攀枝花、大凉山等地，贵州西部的兴义、六盘水、安顺等地以及缅北中缅边境一带。而七叶一枝花分布较广，分布于四川盆地以及长江以南的云南、贵州、四川、重庆、湖南、湖北、广西、台湾、福建、江西、安徽、浙江等地。

云南是我国重楼资源的主要分布地之一，全省均有分布，且资源品种丰富，尤以滇西北的横断山区和滇东南的文山品种为多，其中云南重楼是云南出产的重要品种之一，各地州均有分布，其中以滇西北、滇中、滇东和滇东南为主产区，滇西北的大理、丽江地区是云南重楼的主要产区，也是市场上重楼类药材主流产品的来源之地，但近年来因大量采挖，分布已非常零星，在其适生地区也难觅其踪，其分布频度已极稀，野生资源面临枯竭。近年来由于重楼价格暴涨，人们种植重楼的积极性高涨，人工种植重楼技术发展迅猛，主要产地集中于云南滇西北的丽江、大理、怒江、地区，滇西的保山、临沧地区，滇中的玉溪、曲靖地区以及滇东南的文山红河地区，以云南重楼为主。据2017年6月云南省农业厅的公布的数据，仅云南省2017年重楼种植面积已达10.36万亩，成为云南省农业产值超10亿的6大中药材品种之一。

随着我国中医药产业的快速发展以及有关重楼药理药效的深入研究，以重楼为原料的生产企业用药量将大幅度增加，预计我国每年消耗重楼将超过3000吨以上，而仅依靠野生资源已远远不能满足市场的需求，重楼资源的稀缺已成为制约相关制药产业可持续发展的瓶颈。因此，人工种植成为解决重楼资源匮乏的必然选择。尽管近年来国内相关机构开展了大量的重楼种植技术研究，基本解决了重楼种子萌发率低、萌发周期长的问题，也选育出一些高产、优质的新品种。但重楼生长缓慢、种植周期长的问题目前依旧没有解决，如何提高重楼的生长速度缩短种植周期，目前仍然是重楼人工种植亟待解决的问题。

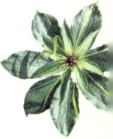

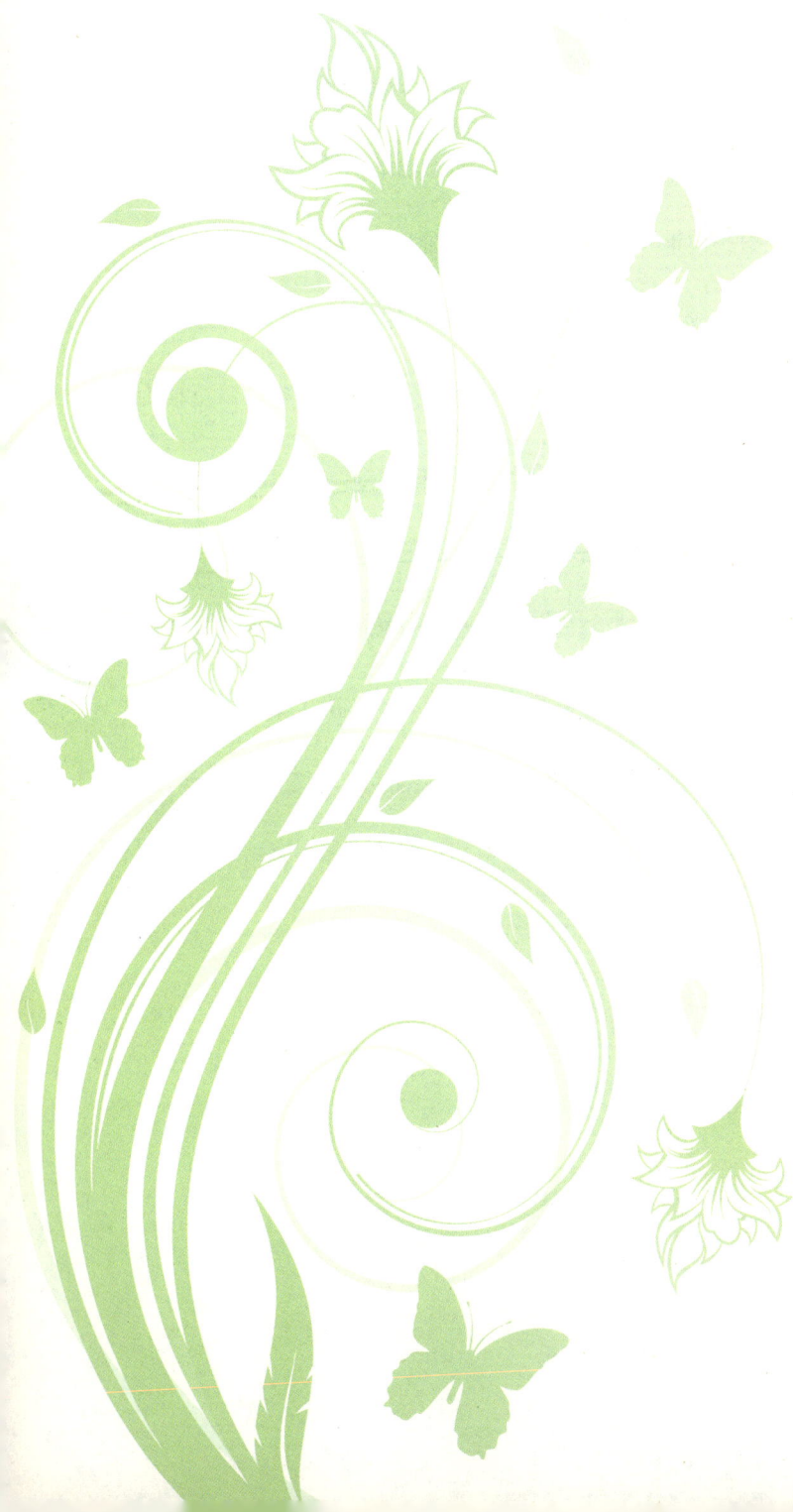

第2章

重楼药用资源

一、形态特征及分类检索

（一）重楼的形态特征

《中华人民共和国药典》2015年版一部规定重楼药材的基原植物有两种，分别为百合科植物云南重楼（滇重楼）*Paris polyphylla* Smith var. *yunnanensis*（Franch.）Hand. -Mazz.和七叶一枝花（华重楼）*Paris polyphylla* Smith var. *chinensis*（Franch.）Hara。云南重楼及七叶一枝花植株形态如图2-1、图2-2所示。

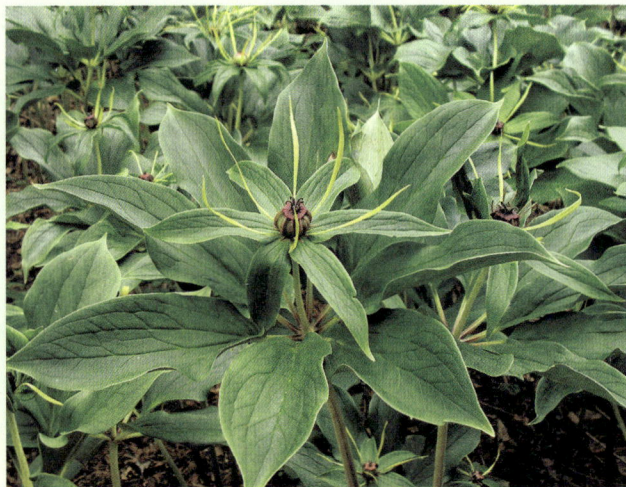

图2-1　云南重楼植株形态图

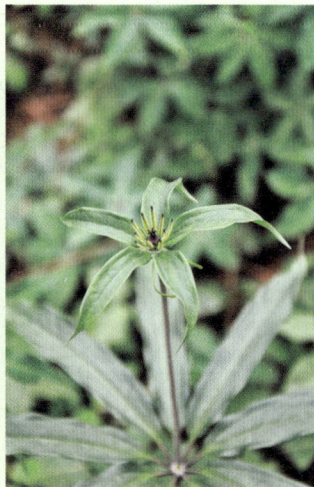

图2-2　七叶一枝花植株形态图

云南重楼*P. polyphylla* var. *yunnanensis*为多年生草本植物。根状茎单一（栽培可能为分叉）棕褐色，横走而肥厚，圆柱状（栽培多为螺丝状，头大尾小）直径常为2cm（栽培条件下可达5～10cm），表面粗糙具节，节上生纤维状须根。地上茎单一（主芽被破坏或栽培选育条件下可能为多茎），直立，圆柱形，光滑无毛，高30～150cm，常带紫红色，基部有1～3片膜质叶鞘抱茎。叶5～11枚，通常为7片，绿色，轮生，长7～17cm，宽2.2～6cm，纸质或膜质，为倒卵状长圆形或倒披针形，先端锐尖或渐尖，基部楔形至圆形，全缘，常具一对明显的基出脉，叶柄长1～2cm，紫红色。花顶生于叶轮中央，两性，花梗伸长，花被两轮，外轮被片4～6枚，绿色，卵形或披针形，内轮花被片与外轮花被片同数，线形或丝状，黄绿色，上部常扩大为宽2～5mm的狭匙形。雄蕊2～4轮，8～12枚，花药长5～10mm，药隔较明显，长1～2mm。子房近球形，绿色，具棱或翅，1室。花柱基紫色，增厚，常角盘状。花柱紫色，花时直立，果期外卷。果近球形，绿色，不规则开裂。种子多数，卵球形，有鲜红的外种皮。花期4～6月，果期10～11月。

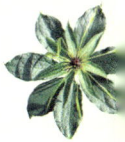

七叶一枝花 *P. polyphylla* var. *chinensis* 植株高35～100cm，无毛；根状茎粗厚，一般直径为1～2.5cm（在水肥充足的条件下可达5～6cm），表面棕褐色，密生多数环节和许多须根，芽痕间距通常较滇重楼大，但云南滇中所产七叶一枝花的地下茎形态与滇重楼极为相似，难以区分。茎通常带紫红色，直径（0.8～）1～1.5cm，基部有灰白色干膜质的鞘1～3枚。叶5～14枚轮生，常为7枚，倒卵状披针形、矩圆状披针形或倒披针形，基部通常楔形，稀圆形，长7～27cm，宽2.5～10cm，先端短尖或渐尖，基部圆形或宽楔形；叶柄明显，长2～6cm，带紫红色。花梗长5～16（～30）cm；外轮花被片绿色，（3～）4～6枚，狭卵状披针形，长（3～）4.5～7cm；内轮花被片狭条形，通常比外轮长；雄蕊8～12枚，花药短，长5～8mm，与花丝近等长或稍长，药隔突出部分长0.5～1（～2）mm；子房近球形，具棱，顶端具一盘状花柱基，花柱粗短，具（4～）5分枝。蒴果紫色或绿色，直径1.5～2.5cm，3～6瓣裂开。种子多数，具鲜红色多浆汁的外种皮。花期4～7月，果期8～11月。

（二）重楼植物的形态特征检索

部分重楼属植物如图2-3至图2-13所示。

重楼属植物的分类检索表

1 子房1室，具4个以上的侧膜胎座；种子具多汁的假种皮；蒴果不规则开裂。

  2 雄蕊4～6轮 ……………………………………海南重楼 *Paris dunniana* H. Lév.

  2 雄蕊2～3轮。

    3 种子具完全的假种皮。

      4 药隔多少伸出花药之上；叶无花斑。

        5 药隔先端锐尖。

          6 植株基本无毛或少数叶脉有疏毛。

            7 叶片绿色，上面具有紫色斑块，背面常为紫色或绿色，具紫斑。

              8 花瓣丝状，长或略短于萼片……… 凌云重楼 *Paris cronquistii* (Takht.) H. Li

              8 花瓣线形，远短于萼片 ……………………………………

                … 短瓣凌云重楼 *Paris cronquistii* var. *brevipetalata* H. X. Yin et H. Zhang

            7 叶片绿色，不具紫色斑块。

              9 萼片绿色，花瓣黄色或黄绿色。

10　叶片倒卵形至倒卵状长圆形 ······················　南重楼 *Paris vietnamensis* (Takht.) H. Li

10　叶片矩圆形、倒卵状披针形、窄卵形、线形、窄披针形等多变异。

　　11　叶5～9（～11）枚。

　　　　12　药隔突出部分短于2.5mm。

　　　　　　13　花瓣长于或近等于萼片，不反折。

　　　　　　　　14　叶矩圆形或倒卵状披针形，基部钝圆或稀浅心形；花瓣丝状，顶端渐尖；雄

　　　　　　　　　　蕊2轮 ·····························　多叶重楼 *Paris polyphylla* Sm.

　　　　　　　　14　叶窄卵形或倒披针形，基部楔形；花瓣线形；顶端扩大为匙形；雄蕊2～3轮

　　　　　　　　　　··········　云南重楼 *Paris polyphylla* var. *yunnanensis* (Franch.) Hand.-Mazz.

　　　　　　13　花瓣短于萼片1/2，反折

　　　　　　　　··················七叶一枝花 *Paris polyphylla* var. *chinensis* (Franch.) H. Hara

　　　　12　药隔突出部分长于2.5mm以上 ·····························

　　　　　　·················　长药隔重楼 *Paris polyphylla* var. *pseudothibetica* H. Li

　　11　叶（6～）10～15（～12）枚，线形或窄披针形，近无柄。花瓣丝状，长于萼片；

　　　　药隔突出部分长于0.5cm以上 ·····························

　　　　　　··················　狭叶重楼 *Paris polyphylla* var. *stenophylla* Franch.

9　萼片紫色、紫绿色；花瓣暗紫色，长不及萼片之半，反折。

　　15　叶片狭披针形，线状长圆形至披针形，基部楔形至圆形 ·····························

　　　　　　·····························　金线重楼 *Paris delavayi* Franch.

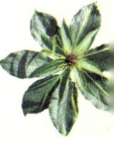

15 叶片卵形，基部圆形或心形 ···

········· 卵叶重楼 *Paris delavayi* var. *petiolata* (Baker ex C. H. Wright) H. Li

6 植株有短柔毛 ··································· 毛重楼 *Paris mairei* H. Lév.

5 药隔顶部圆形 ····························· 球药隔重楼 *Paris fargesii* Franch.

4 药隔不外突；叶常具花斑纹 ············ 禄劝花叶重楼 *Paris luquanensis* H. Li

3 种子包以不完全假种皮 ··················· 黑籽重楼 *Paris thibetica* Franch.

1 子房4室以上，具中轴胎座；种子一侧具海绵状假种皮或无假种皮；蒴果不开裂。

16 花萼叶片状，萼片绿色。

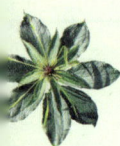

17 根状茎粗壮；种子珠柄扩大为白绿色海绵状假种皮，包住种子一侧。

18 果实淡绿色或黄绿色；种子倒卵形，淡棕色 ············ 五指莲 *Paris axialis* H. Li

18 果实青紫色；种子较小而圆，白色或黄红色 ······ 长柱重楼 *Paris forrestii* (Takht.) H. Li

17 根状茎细长，匍匐，粗不及3mm；种子无假种皮，珠柄不膨大。

19 花有花瓣；药隔外突。

20 叶片通常4枚；萼片狭披针形，宽30～40mm ··································

························· 巴山重楼 *Paris bashanensis* F. T. Wang & Tang

20 叶片通常6～8枚；萼片披针形至宽卵形，宽13～25（～30）mm ···············

························· 北重楼 *Paris verticillata* M. Bieb.

19 花有花瓣；药隔不外突 ···············日本四叶重楼 *Paris tetraphylla* A. Gray

16 花萼花瓣状；萼片白色 ············ 日本重楼 *Paris japonica* (Franch. & Sav.) Franch.

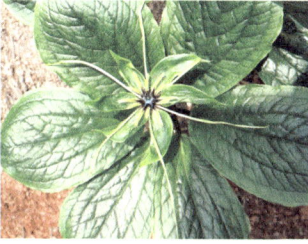

图2-3 南重楼

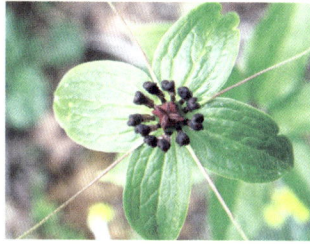

图2-4 球药隔重楼

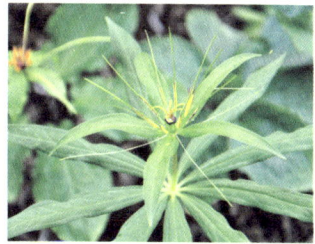

图2-5 长药隔重楼

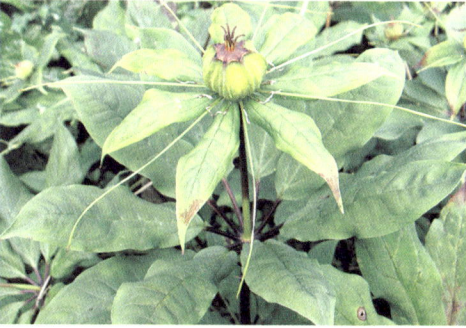

图2-6 毛重楼

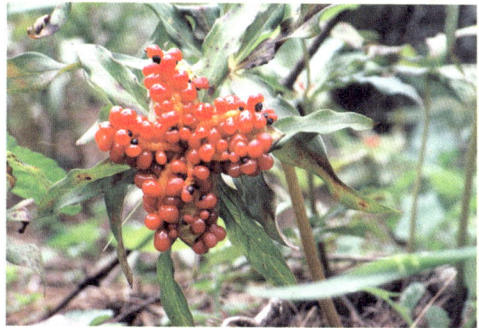

图2-7 黑籽重楼

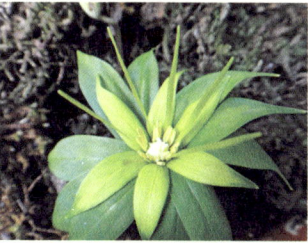

图2-8 白花重楼

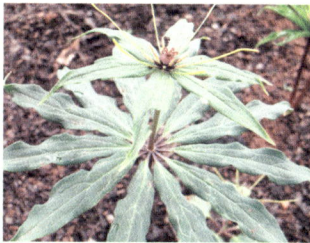

图2-9 多叶重楼（原变种）

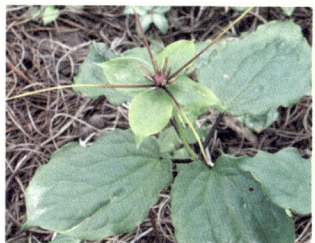

图2-10 五指莲

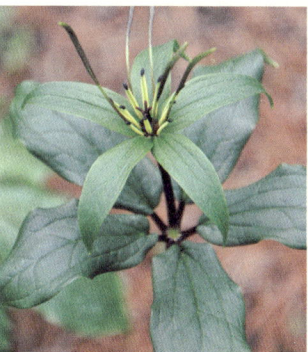

图2-11 大理重楼

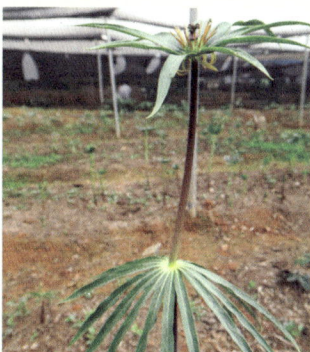

图2-12 狭叶重楼

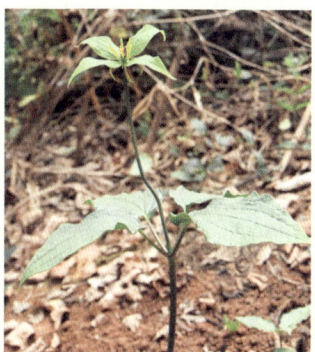

图2-13 西畴重楼

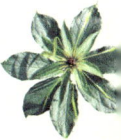

二、生物学特性

（一）根

重楼的根系不仅起到吸收养分的作用，还能固定植株，重楼只有在萌发初期会有由胚根形成的主根，在重楼形成根茎后在其根茎顶端着生多条不定根，不定根的多少与重楼根茎的大小及生长状况有关。重楼的生长就通过这些不定根不断吸收水分、养分，通过根茎运输到地上部分。重楼一般在每年的雨季来临后萌发新根，很多时候重楼会在其不定根的中下部分叉，形成根毛，正常情况下植株生长较好的重楼其根部也越发达。

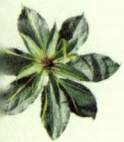

（二）茎及根茎

云南重楼和七叶一枝花的茎一般一年只发一枝，茎秆外有1～3层芽鞘，其芽鞘在芽期和幼苗期可以起到保护芽和茎的作用，待地上部分发育成熟后就完成其使命，重楼的地上茎主要具有支撑叶片和物质运输的作用。如果在生长过程中其顶芽被破坏可能会在根茎不同部位萌发形成新芽，从而形成多茎。另外云南重楼在栽培环境下或人工选育品种也会形成多芽从而形成多茎。在部分热带、亚热带区域，七叶一枝花也会出现上一年的老茎和新一年的新茎同时存在的现状。多茎的情况造成其同化器官面积增大，其根茎干物质积累较单茎的多，生长也更快。

重楼的根茎是其重要的贮藏器官，也是重楼的药用部位。由于重楼的生长极为缓慢，自然状况下重楼种子萌发需要2年时间，并且种子萌发后生长也极为缓慢，重楼光合作用所产生的营养物质就贮存在其根茎中，每年地上部分生长死亡后形成茎痕，可以通过茎痕的多少计算出重楼的生长年限，其根茎延长形成节和节间，一般滇重楼节间较短，茎痕没有七叶一枝花突出，根茎呈横走状，野生状况根茎一般呈圆柱形，栽培条件下由于水分、营养充足，生长呈几何倍数增长，根茎一般呈头大尾小螺丝形。

（三）叶

重楼在不同的生长阶段其叶的形状是不一样的，开始萌发形成的叶为单叶，心形叶，切块繁殖从切块上也会萌发出心形叶，只有在生长到第二年或第三年后才为三叶或四叶，随着生长年限增加，生长至4～6年后叶片数目趋于稳定（5～14枚），常为7枚，在叶数增加的同时，叶片形态也会随之变化，最早为单一的心形叶，后来是数目不一的轮生叶，叶片卵状长圆形或宽椭圆形，基部钝圆，所有叶片轮状排列在同一平面上。

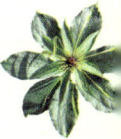

叶片是重楼重要的光合作用器官，重楼叶片数目少，且一年才能萌发一次，其光合作用能力弱，干物质积累少，这也是重楼生长缓慢、生长周期长的原因。重楼脆弱的光合作用器官很容易由于自然灾害、病害侵染或人为操作损伤，从而进一步造成植株当年光合积累停止。从现有调查研究看，生长在热带、亚热带温暖湿润区域的重楼叶片面积较大，地下根茎的干物质积累也较大。

（四）花

重楼的花为完全花，辐射对称，花被离生，具有花萼、花瓣、雄蕊、雌蕊，各器官每轮的数目与叶片的数目一致。重楼的花萼发达、绿色，似叶片，故常被当作叶片，重楼名称也由于其叶片与花萼两台似两重台，从而得名。重楼花萼不仅形似叶片，而且也具有光合作用功能，因此在打顶时保留花萼可以保持其光合作用的功能，有利于干物质积累。重楼花瓣线状、条状匙型或线状顶部匙型。重楼的雄蕊2～4轮，花粉囊在药隔两边，药隔的形状也是重楼系统分类的重要依据。重楼的雌蕊紫色，柱头反卷或直立，子房内着生多枚胚珠。

（五）果实和种子

重楼的果实球状，果皮外面绿色，里面紫色，自然状况下果皮内着生30～60粒种子，一般不超过100粒种子，栽培条件下，辅以人工多次授粉可以结600多粒种子。果实成熟时，果皮开裂或不开裂，种子外种皮肉质、呈鲜红色、多汁有甜味，易招引鸟类食用，从而使重楼种子得以传播。除去外种皮的种子为白色，质地较为坚硬，这也可能是种子萌发较为困难的原因之一。

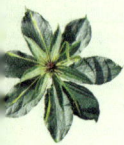

三、生长发育规律

重楼为多年生草本，生命周期较长，一般都在10年以上，如果条件较好，可以存活30年，重楼整个生命周期从种子萌发开始，可以划分为种子萌发期、营养生长期、生殖生长期。重楼的生长发育过程如图2-14所示。

（一）种子萌发期

重楼种子萌发周期需要2年，一般播种后3～4个月开始萌动，一般在播种当年年底萌发一条主根，到了第二年萌发一片心形叶片，进入营养生长期。

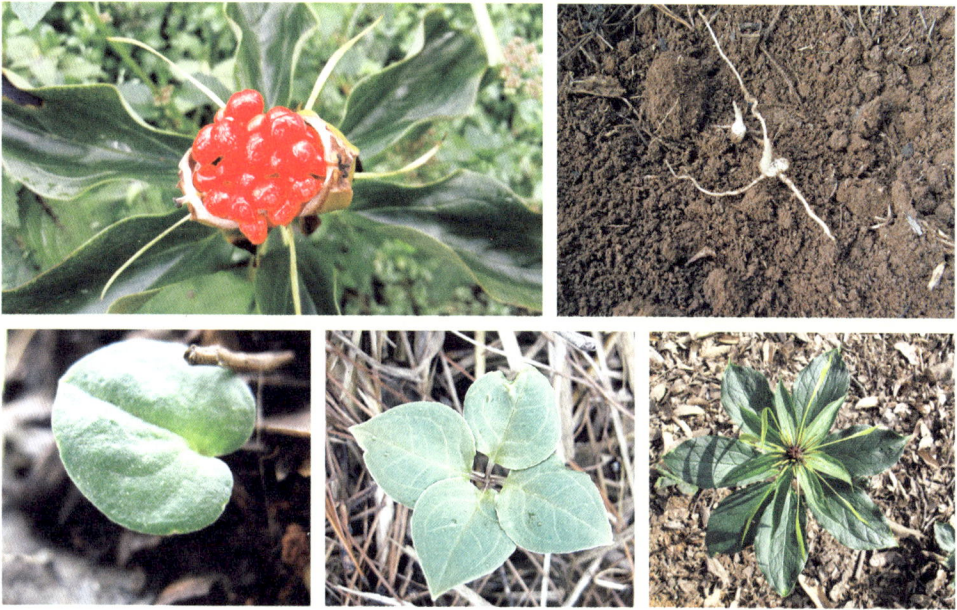

图2-14　云南重楼生长发育过程

（二）营养生长期

重楼的营养生长发育需5～6年，之后才进入生殖生长期，才开始开花结果。重楼的营养生长期又可划分为心形叶期、二叶及多叶期。

1. 心形叶期

当心形叶片出土后，可以依靠根部吸收的水分及营养物质进行光合作用，所产生的碳水化合物又通过叶脉和茎的运输组织进行运输，重楼幼苗开始进行自养。这段时期重楼若遭受自然灾害和病虫害造成叶片丧失，植株极易死亡，心形叶期是重楼生长的脆弱期，也是重楼生长的关键期。

2. 二叶及多叶期

重楼在心形叶期生长1～2年后，此时的重楼地上茎增高、加粗，叶片数增多，

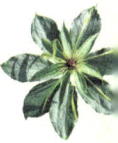

根茎段也有显著增粗。其植株一般4～5月出苗，茎柱状，通常单一，但也有两株或三株的。这个时期是重楼生长发育的快速生长期，对水肥的需求较大，因此尤其要注重水肥的管理，不仅每年秋冬季的底肥要足，生长旺盛期也要适当追施追肥和叶面肥。多叶期重楼根茎已经形成并有一定积累，对外界逆境也有较强的抵抗能力，是重楼最适合移栽的时期。

（三）生殖生长期

野外自然状况下云南重楼和七叶一枝花生长7年也未必能进入生殖生长阶段，在栽培条件下由于水肥充足，出苗4年后四叶期就可以进入生殖生长阶段，此时重楼生长迅速，不仅地上茎增高、加粗，叶片数增多，花、果出现，根茎段也有显著增粗，地下茎呈螺丝状。其植株一般4～5月出苗随后就是花期，地上茎抽出后，花芽已在茎顶端长成，包藏于未展开的叶丛内，2～3天后，花部露出，花梗伸长，叶、花展开。9～11月种子陆续成熟，蒴果开裂，种子外种皮由淡红色转变为深红色，成熟后自然脱落，果实重0.24～26.20g，含种子1～268粒。重楼的叶片数通常随根茎年龄的增加而增加，到开花年龄，叶片数趋于稳定。

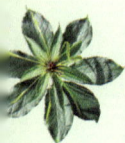

四、良种选育

（一）重楼的良种选育现状

重楼人工驯化的时间不长，目前人工种植重楼主要靠采挖野生资源作为种源和繁殖材料，由于种源产地及生长年限不同、种源混杂、加之缺乏对资源进行系统鉴定评价，尤其在有关性状和化学成分调控机制的遗传规律研究方面几乎是空白，从而导致重楼育种主要停留在引种驯化初级阶段。

重楼首先作为药材，药效是其育种的首选目标，根据历版《中国药典》的要求，有效药用成分含量高于规定的重楼皂苷Ⅰ、Ⅱ、Ⅵ、Ⅶ总量0.8%以上是滇重楼育种的首要目标。其次，由于重楼的生长速度慢、生长时间长，干物质积累少，所以在重楼良种选育方面更多是在达到药典标准的情况下，以高产或生长速度快为选育目标。自然界中重楼一般为一茎一叶，且一年只发一次，同化器官小、光合效率低、干物质积累少，因此重楼良种选育也大多是以叶面积大、多茎为选育的形态指标进行选择。另外，野生重楼零星生长，很少发病，但大面积栽培后，由于滇重楼为多年生植物，长期在相同地块连作，病虫害容易大量发生，在云南发现的主要病害有叶斑病、根腐病、茎腐病和炭疽病等，发病高的地块，病株率达50%～70%，因此，抗病性强也是重楼重要的育种目标。

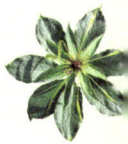

基于以上育种目标，云南省农业科学院药用植物研究所等科研单位和企业，运用单株混合选择和集团混合选择育种，选育了云南重楼新品种。由于云南省是重楼的主产区，目前新品种都是由云南的科研院所及相关种植公司所选育的。

（二）重楼品种介绍

目前重楼的新品种主要是云南省农业科学院药用植物研究所和丽江云鑫公司通过系统选育选择的"滇重楼1号""滇重楼2号"和"滇重楼3号"。云南省药物研究所选育的"云全1号"，云南白药集团中药材优质种源繁育有限责任公司选育的"白药滇重楼1号"和"白药滇重楼2号"等新品种。

1. 滇重楼1号

采用单株混合选择法，经8年（2000～2008年）选育而成，茎秆为紫色，单茎；根茎有效成分含量重楼皂苷Ⅰ和Ⅱ总量为1.80%±0.13%，高于《中华人民共和国药典》2015年版规定的0.6%；6年生以上产量高达2700～3300kg/hm²（干品），抗叶斑病。

2. 滇重楼2号

采用集团混合选择法，经6年（2004～2009年）选育而成，茎秆为淡紫色，多茎，茎数为"滇重楼1号"的5倍多，利于无性扩繁；6年生植株根茎重208.04g±93.29g（鲜品），根茎长14.68cm±13.46cm，根茎粗5.80cm±1.89cm；根茎有效成分重楼皂苷Ⅰ和Ⅱ总量为1.43%±0.23%，高于药典达78.8%；6年生产量高达4500~6000 kg/hm²（干品），是"滇重楼1号"产量的2倍；对叶斑病表现良好抗性（图2-15）。

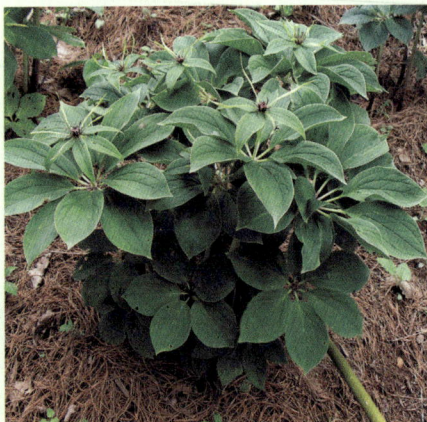

图2-15　滇重楼2号

3. 滇重楼3号

采用混合选择法，历时6年选育而成，属于高有效成分、高产的抗病品种，重楼皂苷Ⅰ、Ⅱ、Ⅵ和Ⅶ的总量达到1.98%以上（《中华人民共和国药典》2015年版规定为0.6%以上），6年生以上植株根茎重198.93g±54.04g（鲜品），根茎长11.1cm±1.95cm，根茎粗5.92cm±0.93cm；6年生以上产量达5200～6000kg/hm²（干品），对叶斑病和茎腐病有良好的抗性，性状稳定；繁殖方法为种子和顶芽切块繁殖，较适宜于温带和亚热带海拔1700～3100m冷凉地区栽培；该品种具有较好的稳定性和一致性。"滇重楼3号"与"滇重楼2号"较为相近。

4. 云全1号

从滇西北优质多芽云南重楼种源，经6年系统选育，得到云南重楼多芽茎分生优势明显，主根茎粗壮和根系发达旺盛，主根茎头部多个株芽分化速度较快且均匀，每年每个茎的顶端或侧芽顶端可分化两个芽，株芽粗壮，茎株发育生长整齐等特点。两年可以形成分株繁育的4～8个粗壮根茎株芽；在春夏秋季茎芽与植株发育生长整齐，壮实不易倒伏；结籽率与饱满率较高。有效成分含量高平均含量2.43%，高于规定（《中国药典》2015年版规定为0.6%以上）的重楼皂苷指标性含量要求，平均重楼商品亩产达到710.5kg，高于同类相似品种产量的150%～300%，且具有较好的稳定性和一致性，较适宜于温带和亚热带海拔1700～3100m冷凉地区栽培。云全1号与滇重楼2号较为相似（图2-16）。

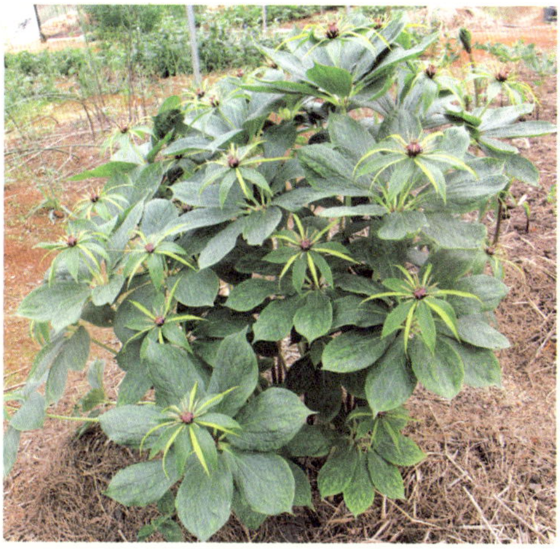

图2-16　云全1号

目前生产上以"滇重楼2号"和"云全1号"作为产量高、品质优的优良品种，较受种植户的推崇。

五、重楼的药材沿革

重楼药材原名蚤休，在我国用药历史悠久，使用较为普遍，向来被誉为蛇伤痈疽之良药，大部分本草书籍均有记载。早在秦汉时期的《神农本草经》就记载有："蚤休，味苦微寒，主惊痫，摇头弄舌，热气在腹中，癫疾，痈疮，阴蚀，下三虫，去蛇毒，一名蚤休，生山谷。"对其功效及生境进行了描述，但未明具体产地。

魏晋时期《名医别录》记载为："蚤休，有毒。生山阳及冤句。"南朝时期《本草经集注》记载为："味苦，微寒，有毒。主治惊痫，摇头弄舌，热气在腹中，癫疾，痈疮，阴蚀，下三虫，去蛇毒，一名蚩休，生山阳、川谷及冤句。"其中"山阳"指今山东全县或河南武县，"冤句"指今山东菏泽市，说明当时重楼在黄淮地区有分布。

唐代《新修本草》记载："蚤休，味苦，微寒，有毒。主治惊痫，摇头弄舌，热气在腹中，癫疾，痈疮阴蚀，下三虫，去蛇毒，一名蚩休。生山阳、川谷及冤句。〔谨案〕今谓重楼者是也。一名重台，南人名草甘遂，苗似王孙、鬼臼等，有二三层，根如肥大菖蒲，细肌脆白，醋摩疗痈肿，敷蛇毒，有效。"该书已确认蚤休为重楼。"重楼""重台"均代表蚤休叶一轮，顶生花一朵的体态，"草甘遂"代表该植物"根如肥大菖蒲"之形状。《日华子本草》记载："重台根冷无毒，治胎风，搐手足，能吐泄瘰疬，根如三尺蜈蚣，又如肥紫菖蒲，又名蚤休，螫休也。"进一步说明此植物根茎多节，节密如蜈蚣的特点。但从唐代的典籍只能推测为重楼属植物，未能明确其具体生物学种，产地未有扩大。

宋代苏颂《本草图经》记载为："蚤休，即紫河车也，俗称重楼金线。生山阳、川谷及冤句，今河中、河阳、华凤、文州及江淮间亦有之，苗叶似王孙、鬼臼等，作二三层，六月开黄紫花，花蕊赤黄色，上有金丝垂下，秋结红子，根似肥姜，皮赤肉白。四月、五月采根，日干用。"表明其分布于黄河以南及江淮间。结合《本草图经》中的滁州蚤休图和文字记载分析，滁州蚤休为七叶一枝花 *Paris polyphylla* var. *chinensis*。

宋代《本草衍义》记载：蚤休无旁枝，止一茎，挺生，高尺余，颠有四、五叶，叶有歧，似虎杖。中心又起茎，亦如是生叶，惟根入药用。从"无旁枝、一茎、挺生，高尺余，顶四五叶"的描述看，蚤休很可能是重楼属植物，但"叶有歧似虎杖"却不是重楼的形态特征。

明代兰茂《滇南本草》记载："重楼一名紫河车，一名独脚莲。味辛、苦，性微寒。……是疮不是疮，先用重楼解毒汤。此乃外科之至药也，主治一切无名肿毒，攻各种疮毒痈疽，发背痘疔等症最良"。《滇南本草》首次以"重楼"（"虫楼""重楼"）作为正式药名记载，并被奉为"外科之至药"。云"重楼，一名紫河车，一名独脚莲"，《滇南本草》整理组定重楼为云南重楼 *P. polyphylla* var. *yunnanensis*，因为云南分布最广、应用最普遍的正是云南重楼，群众都称之为重楼。

明代李时珍《本草纲目》记载："重楼金线，处处有之。生于深山阴之地，一茎独上，茎当叶心，叶绿色似芍药，凡二三层，每一层七叶。茎头夏月开花、一花七瓣，有金丝蕊，长三四寸。王屋山产者至五、七层。根如鬼臼、苍术状，外紫中白，

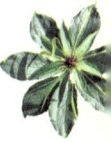

有粳、糯二种。外丹家采制三黄、砂、汞。入药洗切焙用。俗谚云：七叶一枝花，深山是我家。痈疽如遇者，一似手拈拿，是也。"增加了三层草、七叶一枝花、白甘遂等别名，同时解释了"蚤休"等语的含义，曰虫蛇之毒，得此治即休，故有蚤休、螯休诸名。重楼三台因其叶状也；金线重楼，因其花状也；甘遂，因其根状也；紫河车，因其功用。详细叙述了重楼的植物形态、药材加工方法，对根"有粳、糯二种"的叙述则是把重楼药材区分为角质重楼和粉质重楼。从《本草纲目》中蚤休图看形态与七叶一枝花 *P. polyphylla* var. *chinensis* 近似。

清代吴其濬《植物名实图考》："蚤休本经下品，江西、湖南山中多有，人家亦种之，通呼为草河车，亦曰七叶一枝花，为外科要药，滇南谓之重楼一枝箭，以其根老横纹粗皱如虫形，乃作虫蒌字，亦有一层六叶者，花仅数缕，不甚可观，名逾其实。子色殷红。"根据图及分布区域，为七叶一枝花 *P. polyphylla* var. *chinensis*，亦即是"湖南、江西山中多有"的七叶一枝花。此外，文中谈到的"滇南谓之重楼一枝箭"应该为云南重楼 *P. polyphylla* var. *yunnanensis*。

根据上述记载，古时蚤休包括了七叶一枝花及其以外品种，其异名较多，主要有重楼、重台、紫河车、重楼金线等，主治惊痫、痈疽，去蛇毒，但明代《滇南本草》之后"是疮不是疮，先用重楼解毒汤。此乃外科之至药也，主治一切无名肿毒，攻各种疮毒痈疽，发背痘疔等症最良"。其用途除了去蛇毒以外还运用在无名肿毒等方面，并被奉为"外科至药"沿用至今。

近现代《中华本草》《中草药大典》《中药大辞典》记载蚤休，来源为百合科植

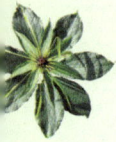

物云南重楼或七叶一枝花的根茎。云南重楼主产于云南滇西、滇西北、滇中和滇东及四川西部的攀枝花、米易、会理、会东等地，贵州西部的兴义、毕节、赫章、六盘水等邻近云南的区域；七叶一枝花主产于四川盆地以及长江以南广大区域，以四川、云南、贵州、广西、江西、湖北、湖南等地为主。《中国药材学》《中药材传统经验鉴别》《云南药品标准》记载重楼为云南重楼和七叶一枝花干燥根茎。《重楼属植物》中对王孙称呼重楼Paris，予以澄清，并认为蚤休首载于《神农本草经》，即《本草纲目》中的七叶一枝花，为重楼属植物，学名为 *P. polyphylla* var. *chinensis*（Fr.）Hara，现通称为华重楼或七叶一枝花。各版药典均记载重楼为百合科植物云南重楼或七叶一枝花的干燥根茎。

历代古文献中，几未见重楼商品等级的详细描述。在近代文献中有品质评价的相关记载。《云南药品标准》：以粗壮，体实，断面白色、粉性足者为佳。《中国药典》一部：以粗壮、质坚实、断面色白、粉性足者为佳。《中国药材学》《中药材商品规格质量鉴别》《500味常用中药材经验鉴别》《中草药与民族药药材图谱》《北京市中药饮片炮制规范》《中药材传统经验鉴别》等均记载：以身干、条粗大、质坚实、断面色白、粉性足者为佳。综上所述中，重楼的品质评价以粗壮、质坚实、断面色白、粉性足者为佳。

目前，我国重楼野生资源匮乏，人工种植发展迅猛，主要产地集中于云南滇西北的丽江、大理、怒江地区，滇西的保山、临沧地区，滇中的玉溪、曲靖地区以及滇东南的文山、红河地区，以滇重楼为主。重楼药材现逐渐由采集野生资源转向依

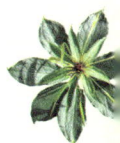

靠栽培生产提供，尤以云南滇西北、滇西、滇中产的粉质重楼为优，并视为道地药材，而七叶一枝花则没有明确何地所产为优。

综上，云南重楼以云南滇西北、滇西、滇中及周边地区所产粉质重楼所占比例较多，为云南重楼道地产区。药材以粗壮、质坚实、断面色白、粉性足者为佳。

六、重楼的地理分布与资源变迁

（一）重楼的地理分布

按李恒系统划分，加上近年来新发表的种，目前全世界重楼属植物约有28种，为欧亚分布，我国有24种，其中云南有25个种或变种（表2-1），是重楼属植物最丰富的地区。该属绝大多数种类形态在细节上是多变的，并且种间大多有过渡类型链接。由于分布区域、生长年限、生态环境等的不同，植物形态特征也有一定的变异，这就给原植物分类增加了难度，植物学家对该属分类的观点也有很大差异，以至这类植物已先后出现Paris、Daiswa等6个属名和69个拉丁种名。

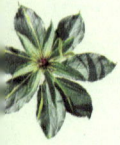

表2-1　重楼属植物种类及资源分布

组别	种名	拉丁名	分布
海南组	海南重楼	*P. dunniana*	贵州贵定、海南
蚤休组	凌云重楼	*P. cronquistii*	云南东南部、广西西南部、贵州南部
	西畴重楼	*P. cronquistii var. xichouensis*	云南西畴县、越南北部
	南重楼	*P. vietnamensis*	广西西南部、西部，云南东南部、南部和西部、越南北部

续表

组别	种名	拉丁名	分布
蚤休组	缅甸重楼	*P. birmanica*	缅甸掸邦
	金钱重楼	*P. delavayi*	云南东北部、四川南部、湖南西部、湖北西部、贵州梵净山
	卵叶重楼	*P. delavayi* var. *petiolata*	云南东北部至东南部、贵州（毕节）、四川、广西（龙山）
	大理重楼	*P. daliensis*	云南大理、昆明
	多叶重楼	*P. polyphylla*	西藏南部、云南、四川、贵州、广西、广东等省
	滇重楼	*P. polyphylla* var. *yunnanensis*	云南、四川、贵州
	七叶一枝花	*P. polyphylla* var. *chinensis*	云南、四川、贵州、江苏、浙江等省
	矮重楼	*P. polyphylla* var. *nana*	四川宜宾
	白花重楼	*P. polyphylla* var. *alba*	云南（大理）、贵州（惠水）、湖北（鹤丰）
	狭叶重楼	*P. polyphylla* var. *stenophylla*	西藏、云南、四川、陕西、江苏等省
	宽叶重楼	*P. polyphylla* f. *latifolia*	山西、陕西、甘肃、湖北等省
	长药隔重楼	*P. polyphylla* var. *pseudothibetica*	云南东北部经四川南部、贵州至川东和鄂西
	大萼重楼	*P. polyphylla* f. *macrosepala*	云南东北部、四川、贵州（遵义）
	峨眉重楼	*P. polyphylla* var. *emeiensis*	四川峨眉山
	卷瓣重楼	*P. undulatis*	四川峨眉山
	毛重楼	*P. mairei*	云南西北部、西部至东北部，四川西部至南部、贵州西部
	高平重楼	*P. caobangensis*	云南麻栗坡、越南高平
	药山重楼	*P. stigmatosa*	云南巧家
	腾冲重楼		云南腾冲
花叶组	花叶重楼	*P. marmorata*	西藏南部、云南、四川及重庆南川
	禄劝花叶重楼	*P. luquanensis*	四川南部、云南（禄劝、屏边、巧家、永胜）

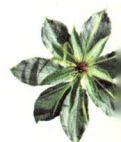

续表

组别	种名	拉丁名	分布
球药隔组	球药隔重楼	*P. fargesii*	四川东部、湖北西部、贵州至云南
	宽瓣球药隔重楼	*P. fargesii var. latipetala*	贵州贵定
	短瓣球药隔重楼	*P. fargesii var. brevipetalata*	云南、四川、贵州、广西、湖南等省
黑籽组	黑籽重楼	*P. thibetica*	西藏南部、云南西北部至西部、四川西部、甘肃南部
	无瓣黑籽重楼	*P. thibetica var. apetala*	西藏南部、云南西北部、四川西南部
五指莲组	五指莲	*P. axialis*	四川西部和南部、云南东南部、贵州西北部
	红果五指莲	*P. axialis var. rubra*	贵州水城
	平伐重楼	*P. vaniotii*	贵州（贵定、惠水）、湖南（衡山）
	长柱重楼	*P. forrestii*	西藏东南部、云南西北部和西部
	皱叶重楼	*P. rugosa*	云南贡山县独龙江中下游河谷
	独龙重楼	*P. dulongensis*	云南贡山县独龙江中下游河谷
北重楼组	巴山重楼	*P. bashanensis*	四川（宝兴、茂汶等）、湖北（鹤丰、兴山）
	北重楼	*P. verticillata*	黑龙江、吉林、辽宁、陕西、甘肃等省
	日本四叶重楼	*P. tetraphylla*	萨哈林岛南部至北海道、本州、四国
	无瓣重楼	*P. incompleta*	格鲁吉亚、高加索山脉
	四叶重楼	*P. quadrifolia*	自斯堪的纳维亚至地中海
日本重楼组	日本重楼	*P. japonica*	日本本州北部和中部的高山上

　　根据李恒的《重楼属植物》中记载滇重楼主要分布于云南及周边的西藏南部、四川西部、贵州西部、广西西部以及湖北的秭归、五峰等地。据云南省农业科学院药用植物研究所最近的调查显示，由于过度采挖，目前云南重楼分布区已收缩在云南、贵州西部以及四川攀枝花、米易、会理一带，而原有云南重楼记载的川西靠云

南一带主要为多叶重楼变种 *P. polyphylla* var *polyphylla*，没有发现云南重楼；湖南西南部、广西百色、隆林等地只发现有七叶一枝花 *P.polyphylla* var *chinensis*，没有发现云南重楼。

云南重楼喜温、湿，耐阴，惧霜冻和阳光直射，生长于海拔800～3100m，年平均气温为10～15℃，无霜期240天以上，年降雨量在850～2000mm的气候条件。在生长过程中，云南重楼需要较高的空气湿度和荫蔽度，在降雨量集中的地区生长良好，尤喜河边、沟边和背阴山坡地，相对七叶一枝花而言云南重楼更耐旱。

而七叶一枝花分布较广，分布于四川盆地以及长江以南的云南、贵州、四川、重庆、湖南、湖北、广西、台湾、福建、江西、安徽、浙江等地海拔300～3700m的常绿阔叶林、竹林、灌丛中。在云南主要在滇东北、滇东、滇东南、滇中及滇南的双柏、景东、镇康、金平、元阳、屏边、麻栗坡、马关等地海拔1600m以下热区或亚热区。

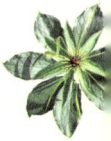

（二）重楼的资源变迁

1. 本草记载重楼资源分布

《神农本草经》载"生川谷"，记述了重楼的生长环境，并没有明确具体的产地。《名医别录》有"生山阳川谷及冤句"的记载，"山阳"指今山东全县或河南武县，"冤句"指今山东菏泽市，说明当时药用重楼在黄淮地区有分布。宋《嘉祐本草图经》云："蚤休，即紫河车也，俗呼重楼金线，生山阳川谷及冤句，今河中、河阳、华、凤、文州及江淮间也有之。"其中"河中、河阳、华、凤、文州"指当今甘肃、陕西、山西一带，说明重楼从西北的甘肃至江淮地区均有分布。明代《本草蒙筌》记载为："江谷俱有，江淮独多。"表明当时重楼主产区为江淮。而《本草品汇精要》认为，滁州为其道地产区。《植物名实图考》则有"江西、湖南山中多有，人家亦种之"的记载，表明七叶一枝花在江西、湖南多有分布。而《滇南本草》和《植物名实图考》对滇重楼的描述，则表明云南重楼主要分布在滇南（云南）。

综上所述，古时七叶一枝花在山东、河南以及西北的甘肃、山西、陕西等省黄河以南地区均有分布，但当今七叶一枝花主要分布在四川以及长江流域以南地区，长江以北较少分布；而云南重楼则一直主要以云南及其周边地区为主。

2. 现代植物志记载重楼资源分布及变化

根据李恒《重楼属植物》记载，七叶一枝花主要分布于我国长江以南的云南、贵州、四川、重庆、广西、广东、福建、台湾、安徽、江苏、浙江、湖南、湖北等省以及越南北部等地。《中药材商品规格质量鉴别》《中国药材学》以及《中药材传统经验鉴别》中记载陕西及河南也有分布，范围在黄河以南区域海拔300～3700m的林下，以前主要靠野生采集，但由于近年来重楼价格高涨，野生资源几乎破坏殆尽，在四川、贵州、福建、湖北等地近年来也开始人工种植。

云南重楼（滇重楼）主要分布在云南及周边地区，《中药大辞典》《中华本草》中记载云南重楼主产于云南、四川、贵州、广西等地，《中草药大典》记载，云南重楼分布于福建、湖北、湖南、广西、四川、贵州及云南等省区的山地林下或路旁草丛的阴湿处。《常用中药材品种整理和质量研究》中记载云南重楼主要分布在云南、四川、贵州，缅甸也有分布。

根据李恒《重楼属植物》记载，从所采集的标本发现云南重楼在20世纪80年代前曾经在整个云南、四川大部、重庆、湖北西部、贵州、广西西部以及西藏的芒康均有分布，《四川植物志》甚至记载在湖南、福建也有分布。而通过实地调查或文献查阅发现30年后云南重楼的分布已收缩在云南以及四川、贵州西部与云南接壤的部分地区。重庆、湖北西部以及四川东部地区已经很少分布，几近灭绝；广西西部原来有云南重楼记载的地区近5年也没有采到云南重楼，湖南、福建则一直没有采到标本的记载。而云南重楼在其主产地云南及贵州西部的分布同样不容乐观，据云南省农业科学院药用植物研究所多年来持续对云南省及周边地区野生云南重楼资源的调查发现，云南重楼在云南省内的分布区域在近30年内持续减少，近10年内急剧减少，曾是"云南白药"中云南重楼原料主要来源的昆明、楚雄、玉溪、曲靖及昭通等地州，重楼植物种群大部分已几乎消失，已经很难在野外发现其踪迹。目前野生云南重楼在滇西和滇南的丽江、迪庆、怒江、德宏、临沧、思茅、西双版纳等地人迹罕至的地方还有分布。

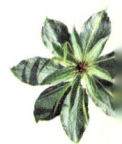

20世纪80年代以前在昆明周边的西山、梁王山以及周边的嵩明、安宁等地区，云南重楼随处可见。直至2001年，在昆明西山10平方公里的范围内发现了14个居群近200株云南重楼，但5年后就只找到1株4年生的小苗；同样2004年在昆明安宁市太平镇附近进行云南重楼资源调查时，5平方公里的范围发现了7个居群近800株云南重楼，到2008年已经没有云南重楼植株发现，并且原来伴生较多的白及、黄花白及、

小红参等药用植物也罕见其踪迹；而其他地方的状况同样令人担忧。通过走访云南、贵州、广西等地的市场、药农、药商得知，云南重楼资源分布的急剧减少主要集中在2003～2004年非典后和2007～2008年重楼价格的急剧上升时期，使许多地方重楼资源遭到毁灭性破坏，分布范围大面积缩小。

根据云南省第三次中药资源普查对云南重楼资源的蕴藏量调查显示，20世纪80年代云南重楼资源的蕴藏量为930多吨，总体上基本能满足当时市场需求。进入21世纪以来，由于以重楼为原料的新药品种增多，云南白药创可贴、气雾剂、牙膏等产品的开发，加上重楼抗肿瘤等功效的进一步开发与认识，使重楼资源遭到前所未有的破坏，使各地重楼资源锐减至20年前的10%～20%，2007年重楼价格的进一步提升造成2008年各产区疯狂采挖重楼资源，加剧了重楼资源的破坏，据云南省农科院药植所2009年走访及实际调查，云南重楼主产区野生资源的蕴藏量可能不足20世纪80年代初的5%，部分地区甚至不足1%，全省总量在一百多吨。各产区已经很少见重楼，怒江、西双版纳等重楼资源蕴藏量大的产区连1吨以上的货源也很难组织。近两年来，重楼一直处于高价位，重楼药材一直处于极为稀缺的局面，在云南已开展的第四次中药资源试点县普查期间显示，在野外已经很难见到滇重楼，有些原来的主产县甚至连标本都无法采集够，野生资源已经濒临灭绝。2004年以前野生重楼药材主要靠从缅甸、越南进口，规模化采挖造成缅甸重楼资源枯竭；近年来重楼药材主要来自尼泊尔的多叶重楼，这些重楼不仅质量无法保障，而且也无法满足市场需求。更糟糕的是我国周边区域的重楼野生资源已被挖绝，短期内资源难以恢复。

　　人工种植重楼已势在必行，早在20世纪90年代云南省的相关企业就开始滇重楼的人工种植，但由于种植周期长、价格较低（1992年仅4.5元/kg）、效益差，重楼的人工种植一直发展很缓慢，到了21世纪以来，由于重楼价格飞涨，重楼种植迅速发展，从滇西北的丽江、大理逐渐扩散，滇东南的文山和红河以及保山、临沧等地均有大量发展，连周边的贵州、四川等地也有种植。种子萌发技术已经基本解决，云南省农业科学院药用植物研究所等科研机构和公司也选育出云南重楼新品种。据云南省农业厅统计，云南省重楼种植面积在10万亩左右，农业产值已超过10亿元，已成为云南6个农业产值超10亿元的中药材大品种。

七、生态适宜分布区及适宜种植区

（一）生态学特征

　　重楼喜温、湿，耐阴，惧霜冻和阳光直射。在生长过程中，需要较高的空气湿度和隐蔽度。在降雨量集中的地区生长良好，尤喜河边、沟边和背阴山坡地。生于海拔1600～3100m；年平均气温为10～20℃，无霜期240天以上；年降雨量在850～1200mm。

1. 土壤

　　种植重楼对土壤的要求较严格，要求土层深厚、疏松肥沃、有机质含量高的中性或偏酸性砂质壤土，且地势要平坦，有自然灌溉条件、排水方便，避免雨季积水，减少病害发生。在经常翻用、有机质含量或速效肥力较高的壤土中，土壤透气和保肥性好，重楼生长良好，可获得较高的产量。土壤板结、贫瘠的黏性土及排水不良

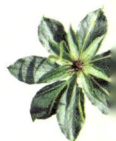

的低洼地，都不利于重楼的生长，不宜用来种植重楼。另外镁、锌、钼、钙等微量元素对重楼生长很重要，土壤中如果缺少这些元素，可进行人工叶面喷施。

2. 水分

重楼喜凉爽、阴湿、水分适度的环境，既怕干旱又怕积水，土壤含水量过低，易造成茎叶失水，根系干枯而死，而过高则易发生病虫害，根茎腐烂。要求种植区，降雨量集中在6～9月间，空气湿度在75%以上。光照充足且湿度大有利于重楼的生长。

3. 温度

重楼植株较耐寒，但要求低温无冻害，2月下旬至3月上旬气温5℃，乃至最低气温2℃亦能出芽生长，气温在1～2℃时对芽头不产生冻害，一般种子萌发、根生长发育和顶芽萌发的适宜温度为18～20℃，出苗为20℃，地上部植株生长为16～20℃，地下部根茎生长为14～18℃。一般热量丰富的区域更有利于重楼的生长。就当时实地调查情况而言，不同地方云南重楼的生长速度相差较大，有时地下茎的积累速度可以相差20余倍。滇西北云南重楼的生长速度明显要慢，滇东南的要快许多，通过调查显示，在人工种植条件下，生长4年的云南重楼种子苗在滇西北马厂的根状茎鲜重仅有3～5g，在昆明小哨可以达到10g左右，但在文山马关的坡脚可以达到50～80g，相差10余倍，但相对而言滇东南的云南重楼以胶质居多并且病害严重。

4. 光照

重楼属喜阴植物，喜斜射或散光，忌强光直射，生长要求蔽荫的环境，光照较强会使叶片枯萎，一般种子萌发和幼苗阶段要求遮阴较好，而成熟前二年要适当减少遮阴增加光照，有利于次生代谢物和干物质的积累。在种植重楼时，建造的荫棚遮阴度应在60%～70%之间，散射光能有效促进重楼的生长。

（二）生态适宜分布区及适宜种植区

目前按照重楼药材的自然分布，七叶一枝花曾经分布在黄河以南广大区域，目前主要分布在四川盆地、长江中下游及长江以南的区域。而云南重楼曾经分布在云南及周边的西藏南部、四川西部、贵州西部、广西西部以及湖北的秭归、五峰等地，目前云南重楼分布区已收缩在云南、贵州西部、西藏东南以及四川攀枝花、米易、会理一带与云南接壤的区域。

段宝忠等（2010）在野外调查和生态数据收集的基础上，结合TCMGIS系统，对云南重楼的产地适宜区进行分析与评价，分析得到了适宜种植区的生态因子值范围，并对生产区划进行了初步研究。经综合分析，云南重楼集中分布区的生态因子值最适范围如下：1月最适温度范围7.0～12.0℃；最低温＞1.4℃；7月最适温度范围19.4～23.2℃，最高温<28.1℃；年均温最适范围21.1～25.3℃，相对湿度最适范围72.4%～80.2%；年降水量最适范围1134.8～1293.5mm；年均日照时数最适范围2195.6～2610.1小时；土壤以黄壤、紫色土、高原红壤等土壤为主，重楼对年降水量、湿度、七月最高温、七月平均温、年均温、日照的变异系数的要求很强，其中湿度为云南重楼生长分布的最主要限制因子。

根据确定的生态因子值范围，应用统计软件分析，得到云南重楼最适种植区主要分布于云南、贵州、四川、广西等省区，其次陕西、河南、湖南、湖北、浙江、

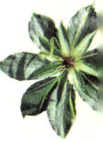

江苏、江西、安徽、福建等省区也有少部分适宜区域。云南重楼最适区主要集中在云贵高原、横断山脉及哀牢山脉。云南省除了迪庆的德钦和香格里拉高海拔区域及部分温度过高等少数区域不适宜云南重楼的生长，其余包括云南滇西（北）、滇南及滇东南、滇中、滇东及滇东北等地117个县市，均为云南重楼的最适宜区，由此可见云南不仅是云南重楼地道产区，其大部分地区也是云南重楼的最适宜区；其余最适宜区主要分布在云南周边区域以及部分气候相似的区域，如贵州西部、西南部及东南部三都、从江等53个县市；广西西北部田林、乐业、隆林等18个县市；四川西南部攀枝花、会理、马边等，东部达县、万源等46个县市；重庆东部的开县、忠县等13个县市；湖南西部靖州等7个县市。

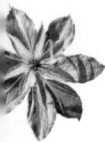

综上所述，建议在横断山脉、哀牢山脉以及云贵高原等区域，包括金沙江、雅砻江、澜沧江沿线的四川凉山州、滇西北高原、中南部及东北部邻接地区，包括除德钦、香格里拉、元江、元谋等县市的云南大部分地区；四川南部雷波、会理；贵州毕节、大方、三都等地作为云南重楼的重点种植区。四川南部及盆周山地、武陵山西南麓、大巴山脉、秦岭以南及伏牛山西南部、鄂西北及大别山西南部及浙江天目山一带，作为云南重楼的潜在适宜分布区，适度探索发展。

第3章

重楼栽培技术及地区性特色适宜技术

一、种植材料

云南重楼和七叶一枝花分布较广，但不同的区域要选择不同的类型，根据种植地的气候环境差异变化，选择种植本地最适宜生长的类型。一般湿度较大、热量充足，但冬季偶尔有一定低温的区域（如云南文山、红河，贵州的安顺、毕节、六盘水等区域）适宜种植七叶一枝花以及云南重楼高秆类型，其茎秆挺拔而粗壮，叶片宽大，种子量大，特别是开花结果后茎秆易折断，需要支撑，但根茎生长速度快，是经济效益较好的云南重楼品种。而一般湿度较大、热量充足，冬季较少有低温的区域（如云南西南的德宏、保山、临沧，广西、福建等地）可以选择种植七叶一枝花和云南重楼大叶类型，其茎秆高而粗壮，叶片厚实而大，根茎粗壮呈弯曲或扭曲状，是重楼商品根茎粗大的类型之一。而相对干燥、冷凉的区域（如云南大理、丽江、迪庆，四川的凉山、西昌等海拔1900m以上区域）要选择云南重楼多芽类型，这类云南重楼植株茎秆虽矮小，但分蘖性很强，重楼总皂苷成分含量较高。

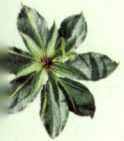

种苗移栽选择芽头饱满、根系发达、无病虫害、无机械损伤的根茎作为种植材料，带苗移栽则要求茎秆健壮、叶色浓绿，无病虫害的植株。种子繁殖则要选择母本纯正、生长整齐、植株较为整齐、无病虫害的植株所繁殖的成熟度一致、饱满成熟种子作为种植材料。

二、组织培养及快速繁殖技术

（一）材料选择及消毒

1. 材料选择

重楼组织培养外植体选择以展叶期旺盛生长的根茎作外植体，其愈伤组织的诱导频率最高，达16.6%，萌芽期取材次之，在花冠露白期和倒苗期，根茎则很难诱导产生愈伤组织。

2. 消毒

取样后，用200mg/L羧苄西林钠或头孢唑林钠进行浸泡处理5小时，浸泡时进行振荡（26℃，112r/min），取出材料后用无菌水清洗2次，接着用75%的乙醇漂洗30秒，无菌水清洗1次，1g/L升汞灭菌5分钟，再无菌水清洗3次。晾干后切成0.5cm³左右大小，然后接种于培养基上。

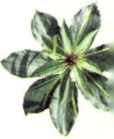

（二）培养基选择及培养条件

1. 培养基

以MS培养基为基本培养基，根据不同的外植体选用不同的培养基，并根据需要添加不同种类、浓度的激素配制成诱导其形成球茎、芽分化、生根培养基。

2. 培养条件

在温度20℃左右的培养室培养，光照时间为16小时。

（三）芽分化及生根苗培养

将愈伤组织转接到增殖和分化培养基，约90天左右更换1次培养基，更换3次，愈伤组织块由淡黄色逐步变为白色，表面由粗糙突起逐步变为平滑；再过30天后，逐步分化形成芽。分化芽如果不进行生根诱导，在增殖和分化培养基上继续生长150天左右可展叶形成完整的无根苗。210～240天为1个增殖周期，增殖系数为1～2倍。将分化出的芽接种于生根培养基上，在培养过程中芽的基部逐步褐化伸长成根状茎，培养60天左右，在芽的基部可长出2～3条根。

（四）炼苗移栽

将根长为2～3cm的芽取出，洗净培养基后移栽于腐殖质土中，置于18～20℃温度下，土壤湿度保持50%～60%，180天左右芽可生长出土展叶，形成完整植株，出土展叶成活率可达65％。

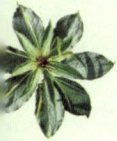

三、种子种苗的检验及等级

重楼种子种苗现暂无检验标准及等级划分。通常按照常规种子的扦样方法进行扦样，去除霉变及有损伤种子，一般要求种子纯和净度在90%以上，干种子水分低于14%。种苗要求无病变、无损伤，根系较好，根茎（不带须根）在2g以上较好。

四、选地播种

（一）选地

根据重楼的生长特性，不同品种选择不同的海拔地块，一般七叶一枝花适宜选择在300～1700m之间的区域；云南重楼则根据不同的品种选择种植区域，一般高秆大叶品种选择海拔相对较低1600m以下、气候湿润温暖的区域，矮秆品种选择海拔相对较高1800m以上，气候冷凉干燥的区域。选地要选周边植被较好，空气湿度大，光照充足，热量丰富的区域，前茬不能种植茄科作物如辣椒、茄子、烤烟等或种植施肥过多种植过蔬菜的熟地，最好选择生荒地或前茬为玉米、荞麦等禾本科作物的坡地，土壤中根结线虫少，土质宜选择土壤疏松，富含腐殖质、保湿、遮阴，利于排水的坡地或缓坡地。

（二）搭建荫棚

重楼属喜阴植物，忌强光直射，如果采用荫棚种植，应在播种或移栽前搭建好遮阴棚。按4m×4m打穴栽桩，可用木桩或水泥桩，桩的长度为2.2m，直径为10～12m，桩栽入土中的深度为40cm，桩与桩的顶部用铁丝固定，边缘的桩子都要用铁丝拴牢，并将铁丝的另一端拴在小木桩上斜拉打入土中固定。在拉好铁丝的桩子上，铺盖遮阴度为70%的遮阳网，在固定遮阳网时应考虑以后易收拢和展开。在冬季风大和下雪的地区种植重楼，待植株倒苗后（10月中旬），应及时将遮阳网收拢，第二年4月份出苗前，再把遮阳网展开盖好。

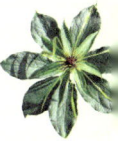

（三）整地

选好种植地后要进行土地清理，收获前茬作物后认真清除杂质、残渣，并用火烧净，防止或减少来年病虫害的发生。如果是林下套种的地，认真清除杂灌、杂草、杂质和残渣后，高处的树枝不宜修理过多，保证遮阴度在80%左右，以免幼苗移植后受到强阳光直射。洁地后，将充分腐熟的农家肥均匀地撒在地面上（不使用未经腐熟的农家肥），每亩施用2000～3000kg，同时可选用"敌百虫""毒死蜱""氰菊酯"等农药中的一种拌"毒土"撒施（施药量以使用说明书为准稍微增加），再用牛犁或机耕深翻30cm以上一次，彻底杀灭土壤中现存的害虫及虫卵，曝晒一个月，以消灭虫卵、病菌。最后一次整地时可选用"百菌清""代森锌""多抗霉素""福美双""腐霉利"等杀菌剂进行土壤消毒（施药量以使用说明书为准稍微增加），确保土壤无病菌。对过度偏酸的土壤还可撒生石灰（约10kg/亩）灭菌的同时可调节酸碱度，然后细碎耙平土壤。土壤翻耕耙平后开畦。根据地块的坡向山势作畦，以利于雨季排水。为了便于管理，畦面不宜太宽，按宽1.2m、高25cm作畦，畦沟和围沟宽30cm，使沟沟相通，并有出水口。

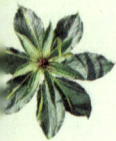

（四）播种

由于重楼种子萌发时间长，苗期生长缓慢，一般重楼都需先育苗后再移栽。重楼的育苗方法有两种，一种是采用种子进行育苗，为有性繁殖；另一种是利用根茎切块繁殖，为营养繁殖或无性繁殖（图3-1、图3-2）。在育苗时两种方法都可以采用，但要根据不同的种植规模和根茎种源状况来选择育苗方法，一般来讲大规模种植时尽量采用种子育苗，而小规模种植和根茎来源充足时采用营养繁殖来育苗。

1. 种子繁殖

（1）种子选择　在立冬前后，当果实开裂后，植株开始枯萎时，采集果实，并及时进行处理，防止堆积后发生霉烂，将所采果实置于纱布中，搓去果皮，洗净种子，剔去透明发软

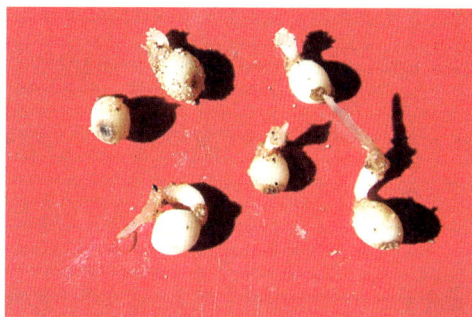

图3-1　重楼的种子繁殖

的细小种子，种子呈光滑的乳白色，选择饱满、成熟、无病害、无霉变和无损伤的种子做种，种子不能晒干或风干。

（2）种子处理　重楼种子具有明显的后作用，胚需要休眠完成后才能萌发。在自然情况下经过两个冬天才能出土成苗，且出苗率较低。注意种子不宜干藏，种子变干后易失去发芽能力，可将种子混湿砂常温或低温贮藏，翌年春天播种，采种后第3年才出苗，出苗率可达10%以上，此方法简单易行，但出苗期较长，出苗不整齐。采用种子催芽处理能使种子播种当年出苗，且出苗率高，出苗整齐，具体处理方法是：将选好的重楼种子用干净的湿砂催芽。按种子与湿砂的比例1：5拌匀，再拌入种子量的1%的多菌灵可湿性粉剂，拌匀后放置于花盆或育苗盘中，置于室内，温度保持在18～22℃，每15天检查一次，保持湿度在30%～40%之间（用手抓一把砂子紧握能成团，松开后即散开为宜），第二年1月便可播种。

（3）种子育苗　种子育苗宜采用条播，每亩约需种子5kg，可育10万株苗。按宽

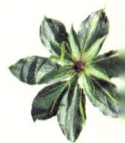

1.2m，高20cm，沟宽30cm整理苗床。整理好苗床后，先铺一层1cm左右洗过的河砂，再铺3～4cm筛过的壤土或火烧土，然后将处理好的种子按5cm×5cm的株行距播于做好的苗床上，种子播后覆盖1∶1的腐殖土和草木灰，覆土厚约2cm，再在墒面上盖一层松针或碎草，厚度以不露土为宜，冷凉的地方可以多盖一些保温，浇透水，保持湿润。播种后当年8月份有少部分出苗，大部分苗要到第二年5月份后才能长出。实践证明，如果采用地膜覆盖等技术，播种当年出苗率可达70%以上。种子繁育出来的种苗生长缓慢，可以喷施少量磷酸二氢钾，中间特别要注意天干造成小苗死亡，3年后，重楼苗根茎直径超过1cm大小时即可移栽。

2. 切块繁殖

根茎切块繁殖分为带顶芽切块和不带顶芽切块两种方法，一般切块时带顶芽部分成活率高，带顶芽切段根茎的生长量是不带顶芽切段的1.5～2.5倍，并且当年就可以出苗，

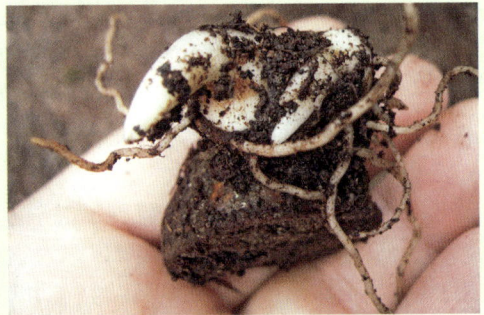

图3-2　重楼的切块繁殖

甚至开花结果，而不带顶芽切块往往第二年才出苗，但能够形成多个芽。目前在生产上主要以带顶芽切块繁殖为主。

带顶芽切块繁殖的方法为：秋、冬季重楼倒苗后，采挖健壮、无病虫害根茎，按垂直于根茎主轴方向，以带顶芽部分节长3～4cm处切割，伤口蘸草木灰或将切口晒干，随后按照大田种植的标准栽培，第二年春季便可出苗，其余部分可晒干作商

品出售也可进行催芽后作为繁殖。

不带顶芽根茎切块繁殖：将不带顶芽的切块，切块厚度一般不低于2cm，置于阴凉潮湿的干净砂中进行催芽，一般要催2年后才能出苗，出苗时，按有萌发能力的芽残茎、芽痕特征，切成小段，每段保证带1个苗，切好后将伤口适当晾干并拌草木灰，随后按照大田种植标准栽培。

五、田间管理

（一）种植时间

小苗倒苗至第二年出苗前均可移栽，而10月中旬至11月上旬最为适宜，此时移栽的重楼根系破坏较小，花、叶等器官在尚未发育，移栽后当年就会出苗，出苗后生长旺盛。目前雨季移栽也较为常见，一般雨季移栽要注意起苗时尽量减少根部损伤，尽量带苗移栽，减少运输时间，最好起苗后立即移栽。

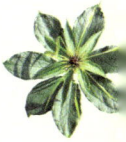

（二）种植密度

生产上重楼种植密度也不尽相同，一般根据苗大小种植密度也有差异，苗小种植密度相对较大，苗大种植密度相对较小，株行距在10cm×15cm、15cm×15cm或10cm×20cm均有，一般每亩种植2.5万～3.5万株之间。据陈翠等发现，重楼高密度种植时，根茎易腐烂，存活率低，适宜的种植密度可以提高存活率，10g滇重楼苗种植密度在10cm×20cm最为合适，存苗率较高，产量较高；陈铁柱等研究显示2g左右的七叶一枝花种苗种植密度在10cm×15cm最为合适。

（三）种植方法

在畦面横向开沟，沟深4~6cm，根据种植规格放置种苗，一定要将顶芽芽尖向上放置，用开第二沟的土覆盖前一沟，如此类推。播完后，用松毛或稻草覆盖畦面，厚度以不露土为宜，起到保温、保湿和防杂草的作用。栽后浇透一次定根水，以后根据土壤墒情浇水，保持土壤湿润。

（四）水肥管理

重楼种植后每10~15天应及时浇水1次，使土壤水分保持在30%~40%之间。出苗后，有条件的地方可采用喷灌，以增加空气湿度，促进重楼的生长。雨季来临前要注意理沟，以保持排水畅通。多雨季节要注意排水，切忌畦面积水。遭水涝的重楼根茎易腐烂，导致植株死亡，产量减少。

重楼的施肥以有机肥为主，辅以复合肥和各种微量元素肥料。有机肥包括充分腐熟的农家肥、家畜粪便、油枯及草木灰、作物秸秆等，禁止施用人粪尿。有机肥在施用前应堆沤3个月以上（可拌过磷酸钙），以充分腐熟。追肥每亩每次1500kg，于5月中旬和8月下旬各追施1次。在施用有机肥的同时，应根据重楼的生长情况配合施用氮、磷、钾肥料。重楼的氮、磷、钾施肥比例一般为1：0.5：1.2，每亩共施用尿素、过磷酸钙、硫酸钾各10kg、20kg、12kg；施肥采用撒施或兑水浇施，施肥后应浇一次水或在下雨前追施。重楼的叶面积较大，在其生长旺盛期（7~8月）可进行叶面施肥促进植株生长，用0.5%尿素和0.2%磷酸二氢钾喷施，每15天喷1次，共3次。喷施应在晴天傍晚进行。

（五）中耕除草

由于重楼根系较浅，而且在秋冬季萌发新根，在中耕时必须注意，在9～10月前后地下茎生长初期，用小锄轻轻中耕，不能过深，以免伤害地下茎。中耕除草时要结合培土，并结合施用冬肥。立春前后苗逐渐长出，发现杂草要及时拔除，除草要注意不要伤及幼苗和地下茎，以免影响重楼生长。

六、常见病虫害及其防治技术

（一）病害

重楼常见病害有猝倒病、根腐病、茎腐病、叶斑病、褐斑病、灰霉病、细菌性软腐病、细菌性斑点病和病毒病等。

1. 猝倒病

由腐霉菌引起的土传病害。发病的症状为从茎基部感病，初发病为水渍状，很快向地上部扩展，病部不变色或呈黄褐色并缢缩变软，病势发展迅速，有时子叶或叶片仍为绿色时即突然倒伏。开始往往仅个别幼苗发病，条件适宜时以发病株为中心，迅速向四周扩展蔓延，形成一块一块的病区。高湿是发病的主要原因。

发生特点　病菌属土壤中栖居菌，条件适宜随时都有可能侵染引起发病。病菌以菌丝体在种苗、土壤和病残体中越冬，成为翌年病害的初侵染来源。病菌借助风雨、地下害虫、农事操作等传播危害，通过虫伤、机械伤等伤口侵入，也可直接侵入。土壤淹水、黏重或施用未腐熟的有机肥造成根系发育不良，以及由线虫、地下

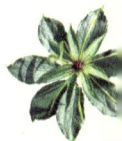

害虫危害产生伤口后易发病。该病为幼苗期病害，一般4～5月低温多雨时发病严重。

防治方法　精选无病种子或种苗，苗床选用50%多菌灵可湿性粉剂600倍液+58%甲霜灵锰锌可湿性粉剂600倍液混合后浇淋。发现病株及时拔除，选用58%甲霜灵锰锌可湿性粉剂600倍液、68.75%银法利（氟菌·霜霉威）悬浮剂2000倍液浇淋植株及根部土壤。7天1次，连喷2～3次。

2. 根腐病

以镰刀菌（*Fusarium* sp.）侵染为主的土传病害，偶尔也有腐霉菌侵染根系。危害地下根茎部分，种子播种的小苗整个根系部分为黄褐色至黑褐色，局部腐烂；病菌侵染后，根系逐渐呈黄褐色腐烂，根部不发新根，根皮呈褐色腐烂。地上部叶片边缘变黄蕉枯，萎蔫易拔起，导致整株死亡，叶片干枯（图3-3、图3-4）。

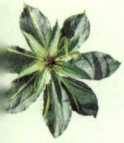

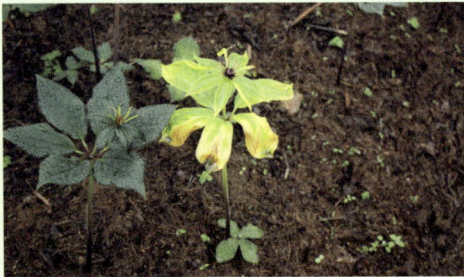

图3-3　根腐病地上部分表现　　　　图3-4　根腐病地下部分表现

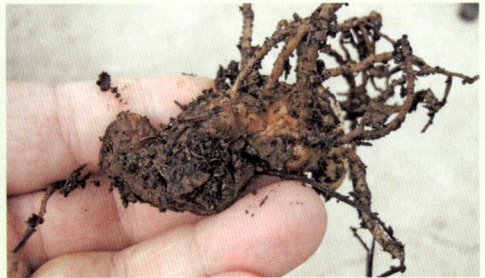

发生特点　田间湿度大、积水、土壤板结、覆盖太厚、根部肥害、根茎有创伤或根系线虫、地下害虫危害等条件下易发病，高温高湿有利发病。该病从苗期至生长中后期均可发生，一般7～9月为发病高峰期。

防治方法　选择避风向阳的坡地栽培，并开沟理墒，以利排水和降低地下水位。

播种或移栽时用草木灰拌种苗，初发病时选用75%百菌清600倍液、25%甲霜灵锰锌600倍液、70%代森锰锌600倍液、64%杀毒矾600倍液、80%多菌灵500倍液等其中一种药液浇根。7～10天浇施一次，防控2～3次。也可选用50%多菌灵可湿性粉剂600倍液+58%甲霜灵锰锌可湿性粉剂600倍液混合后浇淋根部。若发现线虫或地下害虫危害，选用10%克线磷颗粒剂沟施、穴施和撒施，2～3kg/亩；或50%辛硫磷乳油800倍液浇淋根部。

3. 叶茎腐病

由林腐霉（*Pythium sylvaticum* CampbellHendrix）侵染引起。可危害植株叶、茎部，初侵染产生水渍状小斑，病斑逐渐扩大后，茎、叶失水下垂，扩展到根茎部组织腐烂、

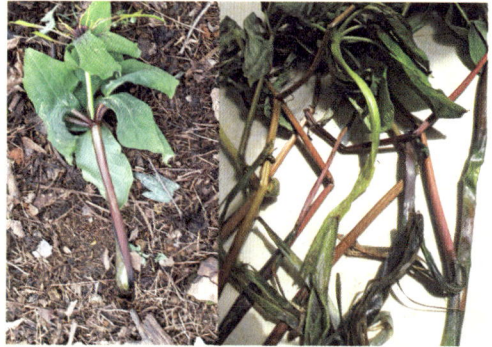

图3-5 茎腐病

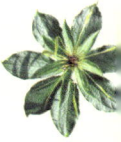

倒苗。潮湿环境条件下，病部产生分生孢子器，表皮易剥落；环境干燥时，病部表皮凹陷，紧贴茎上，发病部位多在茎基部近地处（图3-5）。

发生特点 病菌以卵孢子或菌丝在土壤中及病残体上越冬，并可在土壤中长期存活。主要靠雨水、喷淋传播，带菌的有机肥和农具也能传病。病菌在土温15～16℃时繁殖最快，适宜发病地温为10℃，故早春苗床温度低、湿度大时利于发病。光照不足，播种过密，幼苗徒长往往发病较重。浇水后积水处或薄膜滴水处，最易发病而成为发病中心。此病高湿多雨、6～9月份雨水多或田间湿度大更易发病，并扩展、蔓延快。

防治方法　冬春季要清除枯枝、病叶集中烧毁，减少病源的越冬基数，发现病株及时清除；苗床地要高畦深沟，以利雨后能及时排水；注意通风透气，雨后及时排水，保持适当温湿度；中耕除草不要碰伤根茎部，以免病菌从伤口侵入。发病初期选用58%瑞毒霉500倍液、72%甲霜灵锰锌600倍液、75%百菌清600倍液、80%代森锰锌500倍液、68.75%银法利（氟菌·霜霉威）2000倍液等其中一种药液喷施植株，每7～10天喷淋1次，连续防治3次。

该病偶尔与细菌性软腐病混合发生，上述每种药剂与农用链霉素或中生菌素等其中一种混合喷淋。喷淋时应使足够的药液流到病株茎基部及周围土壤。

4. 叶斑病

由尾孢菌或柱孢菌等（*Cylindrocarpon*）侵染引起，该病主要是叶片受害。症状有黑斑、灰斑和褐斑。发病初期水渍状灰褐色病斑，后病斑变成褐色，近圆形或不规则形，潮湿时病斑正反面有灰色或灰白色霉层，叶背更多；后期病斑成黑褐色，中心灰白色，病斑上覆盖白色霉层，为病菌的子实体，有的病斑成溃疡状孔洞，病斑边缘的深褐色带明显（图3-6、图3-7）。

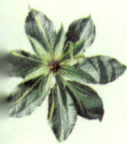

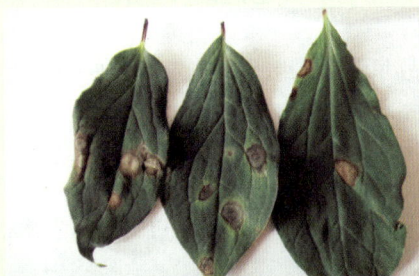

图3-6　重楼叶斑病（黑斑）　　图3-7　重楼叶斑病（灰斑）

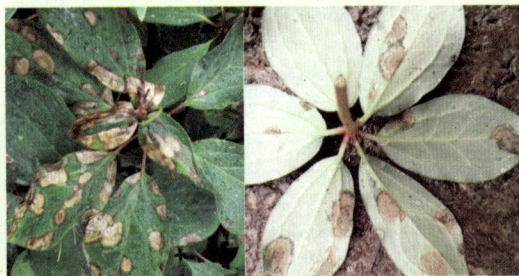

发病特点　以菌丝体和分生孢子随病残体遗落土表越冬。翌年以分生孢子进行初侵染，病部产生的孢子又借气流及雨水溅射传播进行再侵染。降雨早且多的年份，发病早而重。低洼积水处，通风不良，光照不足，肥水不当等容易发病。湿度是该病发生扩展的决定性因素，雨水频繁的年份发病重。一般7~10月均可发生，8~9月发病高峰。

防治方法　清洁田园，及时清除严重病叶集中处理；掀棚除湿，种植于果树林下可自然遮阴，进行仿生境栽培达到生态控病目的。移栽前选用50%多菌灵、30%特富灵（氟菌唑）1000倍液浸泡种苗10分钟，然后取出阴凉干再移栽。发病初选用75%百菌清100倍液、40%福星（氟硅唑）3000倍液、10%世高（噁醚唑）水分散颗粒剂、30%特富灵（氟菌唑）可湿粉1000倍液等其中一种药剂喷施叶片，控制中心病株。根据发病趋势调整施用次数。

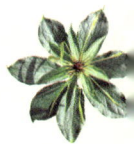

5. 褐斑病

由细交链孢菌（*Alternaria tenuis* Nees）引起。该病主要感染叶片，一般从叶缘或叶尖开始发病，发病初期，病部呈水渍状，接着失绿变黄，以后变浅褐色，慢慢病斑扩大或随病情发展，病斑相融合，叶片边缘枯卷。病斑不规则，浅褐色或深、浅褐色相间，具轮纹，连续多天阴雨或高湿下，病斑两侧中部可出现少量灰绿至黑色小霉点，为病菌子实体（图3-8）。

发病特点　病原菌在土壤中寄主植物病残体上越冬及存活。借雨、风及浇水传播，多从生长弱的叶尖侵染为害，高湿时植株郁闭、通风不畅条件下发病重。一般

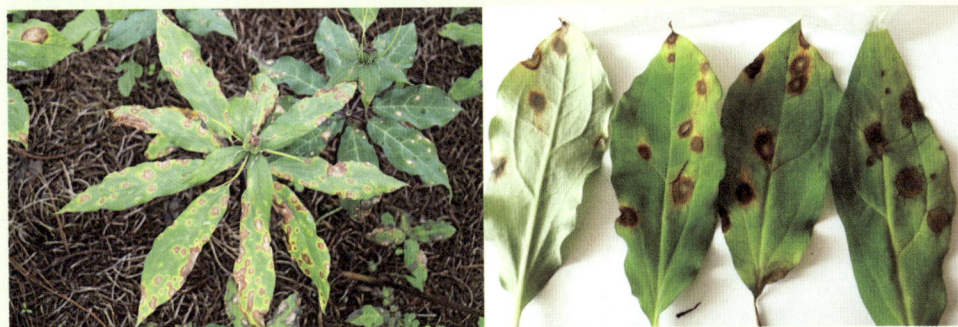

图3-8　重楼褐斑病

7～8月为发病高峰期。

防治方法　及时清除、销毁病残体；加强管理，注意排水，增施有机肥，通风透光，提高滇重楼抗病力；发病初期选用药剂防控，可参照叶斑病药剂进行控病。

6. 灰霉病

由灰葡萄孢菌侵染引起。主要侵染叶片、茎干和花蕾，发病初期水渍状斑块，病部逐渐扩大，后期病部产生灰色霉层（图3-9）。

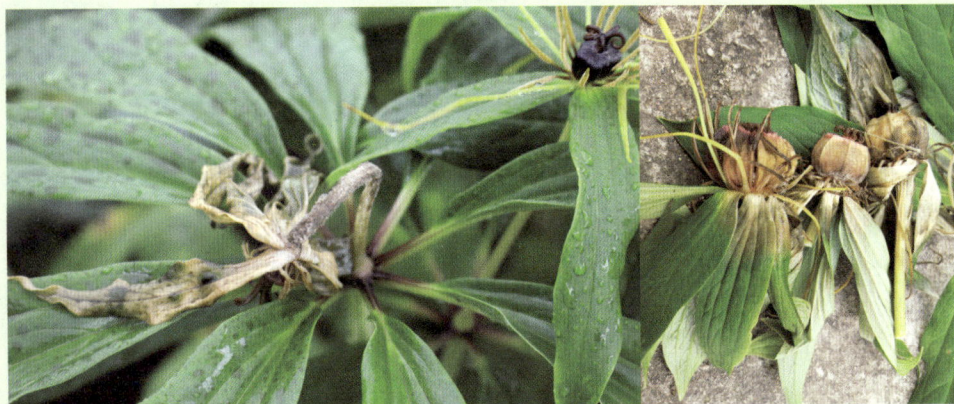

图3-9　重楼灰霉病

发病特点　病菌在土壤或病残体上越冬及存活。借雨、风、浇水农事活动等传播。一般在6月底至倒苗前均可发病，7～8月为发病高峰期。高湿条件、植株茂密、栽培空间郁闭、通风不畅条件下发病突出。

防治方法　及时清除、销毁病残体；加强管理，注意排水和降低湿度，增施有机肥，通风透光，提高滇重楼抗病力；注意雨前重点预防和控病。发病初期选用40%明迪（氟啶胺+异菌脲）3000倍液、40%嘧霉胺1000倍液、50%啶酰菌胺1200倍液、50%速克灵2000倍液等其中一种药液喷施、喷淋植株。

7. 细菌性病害

细菌性病害有软腐病和斑点病。

软腐病可侵染叶片、茎秆和块茎等，初期病部水渍状，病部逐渐扩大蔓延，后期病部软腐或稀烂发臭（图3-10、图3-11）。

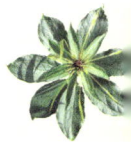

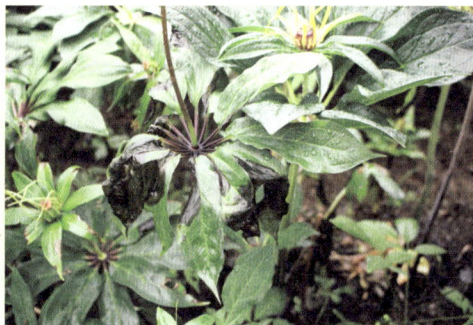

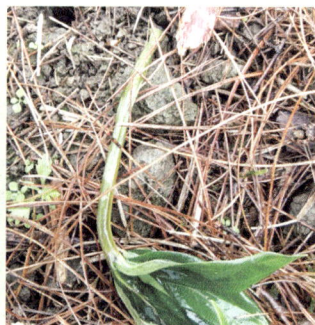

图3-10　软腐病　　　　　　　　图3-11　细菌性软腐病

斑点病侵染叶片，初期褐色不规则小斑点，逐渐扩大，病斑周围组织黄色，后期多个病斑连成条状或片状黄枯（图3-12）。

发病特点　病原细菌在土壤或病残体中存活，通过雨水、浇水及农事活动传播，有生理性受伤或害虫危害、高温高湿条件下，病害发生蔓延快。

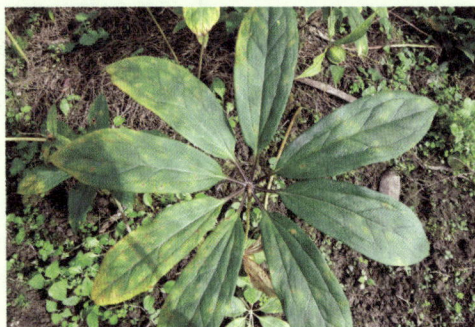

图3-12　细菌性斑点病

防治方法　及时清理病残体集中处理，茎根软腐病清除后用石灰水浇塘。降低湿度，零星发生选用72%农用链霉素4000倍液、77%可杀得800倍液、50%琥胶肥酸铜每亩1000倍液、1%中生菌素1000倍液等其中一种药液喷施植株。

8. 病毒病

发病初期植株叶片出现黄绿相间的花叶斑，叶片小而厚，植株生长缓慢，严重时病株畸形、枯死。由凤仙花坏死斑病毒（INSV），番茄褪绿斑病毒（TCSV），花生环斑病毒（GRSV）复合侵染（图3-13）。

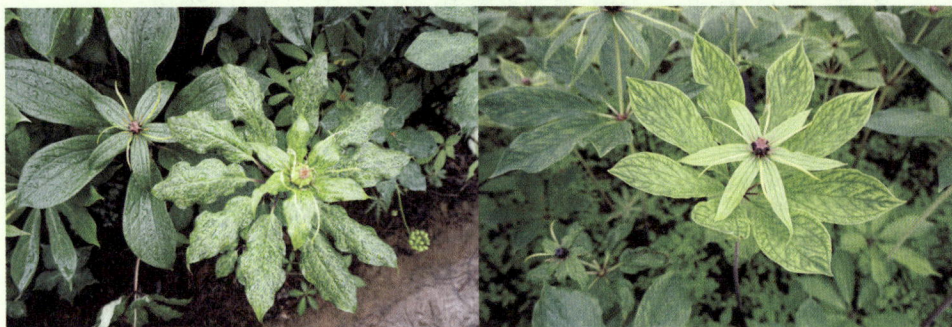

图3-13　重楼病毒病

发生特点　由蓟马、农事活动等传播。高温干旱季节适合发病，感病叶片表现为不均匀退绿的花叶状，植株生长慢，严重时枯死。病毒在植株、病残体、土壤、肥料中都能生存，是来年的初侵染源。病毒以刺吸式口器的昆虫蚜虫、介壳虫等为媒介带毒危害传播，3～5月干旱虫较多，病毒病发病较重，6月以后，雨季来临，病毒病危害较轻。

防治方法　及时防治蓟马等害虫，拔除严重病株集中处理，减少病源。发病初期选用2%氨基寡糖素1000倍液、50%氯溴异氰尿酸1000倍液、8%宁南霉素2000倍液等其中一种药剂喷施2～3次，增施磷酸二氢钾，提高植株的抗病性。

（二）虫害

重楼的虫害主要有地下害虫类、夜蛾类、蓟马、红蜘蛛、斑潜蝇等。

1. 地下害虫类

地下害虫有蛴螬（图3-14）、地老虎（图3-15）、金针虫等，主要危害根部和嫩苗茎基部等。啃食植物根茎，引发根茎病害及缺苗断垄，影响药材产量和质量。

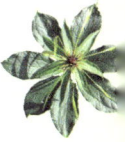

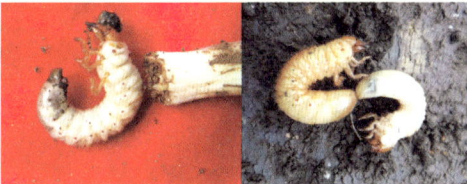

图3-14　金龟子幼虫—蛴螬　　　　　　图3-15　地老虎幼虫

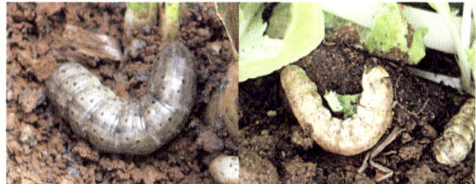

发生特点　春季发生突出，幼虫为害药材地下部分，取食落下的种子，咬断细根，蛀食地下茎行成疤痕或孔洞。

防治方法　秋冬季深翻土壤，避免与幼虫嗜食的作物连作或套种；施用腐熟有机肥，防止成虫产卵。在成虫大量发生初期选用50%辛硫磷乳油1000倍液、10%吡虫啉1500倍液喷施。幼虫零星发生选用50%辛硫磷乳油1000倍液、10%吡虫啉1000倍液、乐地农1000倍液、2.5%溴氰酯1500倍液等其中一种浇灌根部。

2. 潜叶蝇类

属双翅目潜叶蝇科。幼虫钻入寄主叶片组织中潜食叶肉，形成迂回曲折的白色虫道，造成叶片枯萎早落，产量下降。

发生特点 每年发生的世代数因分布地区不同而异。越冬代成虫早春主要为害豌豆、油菜等，以后迁移到红花、板蓝根等药材。成虫白天活动，吸食糖蜜和叶片汁液作为补充营养。雌虫产卵在嫩叶上，每雌可产卵50~100粒。

防治方法 播种前翻耕土壤，清除杂草和摘除有虫叶烧掉或深埋，以杀死部分虫蛹。成虫盛发期用用黄色粘虫卡或3%的红糖液加少量敌百虫晶体喷洒诱杀成虫。叶片零星虫道时选用1.8%阿维菌素乳油2000倍液、40%速扑杀1000倍液、1.8%爱福丁乳油1500倍液、灭蝇胺乳油1500倍液等其中一种药剂喷施。

3. 红蜘蛛

发生初期叶片出现黄色针尖样斑点，引起植株长势衰弱；后期叶片正面沙白，焦枯，似火烧状（图3-16）。

发生特点 每年发生15代左右，代重叠严重。以雌成虫群集在枯叶及

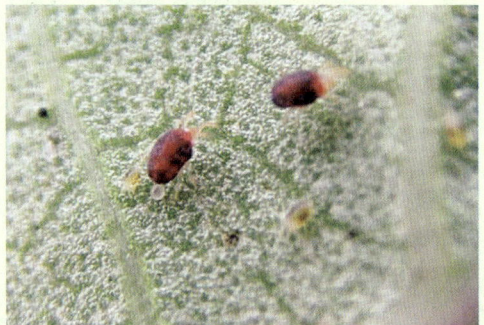

图3-16　红蜘蛛

杂草根部越冬，5月份转移至北沙参、丹参、白芷等药材上繁殖为害。春夏季高温少雨发生严重，6～8月为害重。

防治方法　收获后彻底清除田枯叶及周围杂草。发生初期用75%倍乐霸可湿性粉1500倍液、10%吡虫啉1500倍液或4%杀螨威乳2000倍液等其中一种叶片正、反面喷雾防治，连喷2～3次。注意保护和利用天敌草蛉、丽草蛉等，避免在天敌发生盛期喷药。

4. 蓟马类

蓟马种类主要有花蓟马、瓜蓟马、稻蓟马、葱蓟马等。不但危害叶片、花蕾，还传播病毒。以成虫和若虫锉吸植株幼嫩组织汁液，被害嫩叶、嫩梢变硬卷曲枯萎，植株生长缓慢，严重影响生长和产量。肉眼可见叶背面成虫、若虫，成虫多在叶脉间吸取汁液（图3-17）。

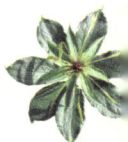

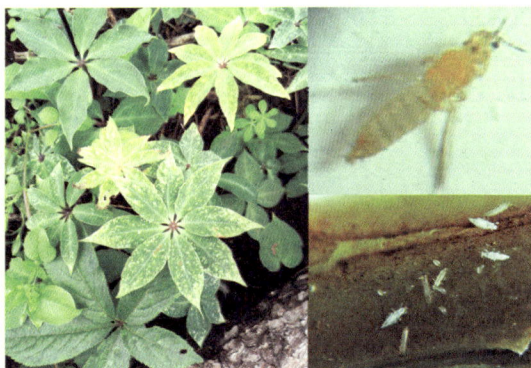

图3-17　蓟马危害状及蓟马成虫、若虫

发生特点　一年四季均有发生。春、夏、秋三季主要发生在露地，冬季主要在温室大棚中危害。蓟马喜欢温暖、干旱的天气，其适温为23～28℃，适宜空气湿度为40%～70%。

防治方法　清除田间杂草和枯枝残叶，集中烧毁或深埋，消灭越冬成虫和若虫。利用蓝板诱杀成虫。零星发生选用10%吡虫啉1500倍、5%啶虫脒2000倍、20%毒·啶乳油1500倍、4.5%高氯乳油1000倍、5%溴虫氰菊酯1000倍等其中一种药剂进行叶片正、反面喷施。

5. 蚜虫

以成虫、若虫吮吸嫩叶的汁液，使叶片变黄，植株生长受阻。蚜虫又是传播病毒的媒介，传播病毒的危害比直接危害的损失更重。主要发生在高温干燥的天气季节，旱情重，蚜虫发生量增大。

防治方法　根据蚜虫在高温干旱时节容易发生的特点，注意搞好喷水抗旱；在重楼地及周围作好冬季的除草和翻地，清洁田间，不能在重楼地周围保留蚜虫过冬的十字花科的蔬菜和植物。尽早控制在点片发生阶段，选用吡虫啉、啶虫脒和苦参碱等其中一种按使用说明书用量防控。

6. 蜗牛

蜗牛是一种雌雄同体、异体受精的软体动物。食性极杂，主要为害嫩芽、叶片。

发生特点　每年发生1～2代，以成螺或幼螺在药材根部或草堆、石块、松土下越冬。次年3～4月开始活动，4月下旬至5月中旬转入药材田，为害幼芽、叶及嫩茎，叶片被吃成缺刻和孔洞，直到7月底。若9月以后潮湿多雨，仍可大量活动为害，10月转入越冬状态。上年虫口基数大、当年苗期多雨、土壤湿润，蜗牛可能大发生。

防治方法　清晨、阴天或雨后人工捕捉或在排水沟内堆放青草诱杀。零星发生选用90%敌百虫晶体1000倍液、50%辛硫磷1000倍液、48%地蛆灵200倍液等药剂喷施，或者采用3%护地净颗粒剂、3%呋喃丹颗粒剂等其中一种撒施。

7. 蛞蝓

俗称鼻涕虫，体柔软，形状似去壳的蜗牛，外形呈不规则的圆柱形，喜欢在潮湿环境中，在高湿、高温的季节最为活跃，4～6月为害最烈，白天潜伏，夜间啃食植物的叶片，直接影响重楼的生长（图3-18）。

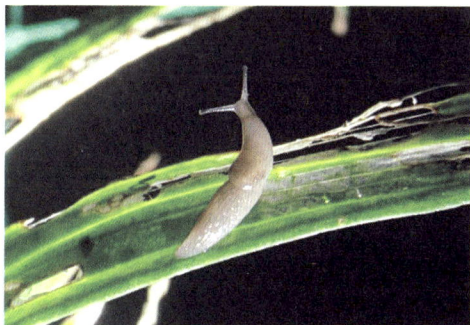

图3-18　蛞蝓

防治方法　保持干燥环境，清除田园、秋季耕翻破坏其栖息环境；施用充分腐熟的有机肥，创造不适于蛞蝓发生和生存的条件；每亩用生石灰5～7kg，在危害期撒施于沟边、地头或作物行间驱避虫体。选用48%地蛆灵乳油或6%蜗牛净颗粒剂配成含有效成分4%左右的豆饼粉或玉米粉毒饵，在傍晚撒于田间垄上诱杀；或用8%灭蛭灵颗粒剂2kg/亩撒于田间。

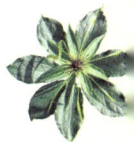

七、地区性特色适宜技术

（一）生态复合种植技术

采用生态复合种植模式，既可以充分利用土地以及利用药材生长时的有效空间来满足各种植物的生长需要，又充分利用同季节各种植物对土壤养分和阳光、温度及湿度要求的差异，较大幅度提高药材种植的经济效益和社会效益。主要有以下几种栽培方式。

（1）草果林下套种重楼　即草果种植1年后，在草果地里种植重楼。重楼需要七分荫，三分光，而草果地里上有树林，中有草果林，下面是空隙地块，这正好是重楼所需的光和荫最适宜程度，而且在草果林下种植重楼，每亩可为农户节约产前投入（造遮阴棚）成本7000余元，还可充分利用林下闲置土地，加之草果林下土壤是腐蚀土，地质肥沃，不带病菌无污染，不喷洒农药不施肥，无金属农药残留，提高了重楼质量，在管理好重楼的同时也管理好草果，起到双效作用。

（2）板栗、竹林下套种　重楼为多年生草本植物，其喜温、喜湿、喜阴凉，惧怕霜冻和阳光直射，将重楼种植在板栗、竹林下，既解决了重楼的遮阴和霜冻问题，降低了投入（遮阴）成本，又培肥和改良了土壤，促进了板栗、竹的生长。重楼3～4月出苗，出苗时板栗、竹已长出新叶，满足了重楼生长的遮阴需要。重楼9月份开始就逐步倒苗，采收板栗、竹时节对其不会造成任何影响。

（3）杉木或旱冬瓜和草果复合种植　包括选地、人工林及草果种植、重楼的种植管理、采收与留种4个步骤，具体如下。

①选地：选择海拔1000～2200m之间，年降雨量在800mm以上，年均温度在13～20℃，气候湿润，土层深厚、疏松肥沃、富含腐殖质、土质呈中性或偏酸性、排水良好的荒山。

②人工林及草果种植：以2m×2m株行距种植杉木或旱冬瓜树，要求种植不宜过密，待树木生长2年后人工杉木林地或旱冬瓜林地的林下透光率至少为40%，并在林下以2m×2m种植草果，距离树为1m×1m。

③重楼种植管理：草果种植1年后，按株行距在10cm×10cm移栽重楼幼苗，保持每亩为2万苗；前3年以施基肥为主，少施氮肥，施少量磷肥和钾肥，一般第1年不施肥，第2年开始每年在生长旺盛期时每亩施硫酸钾10kg、磷酸二铵7～8kg；第4年每年冬季每亩需施腐熟农家肥1500kg和施硫酸钾15kg、磷酸二铵10kg；每年人工除草2～3次，同时注意修剪人工林枝条注意不要太过于荫蔽，适当给予光照，保持草果遮阴度为40%～50%，重楼遮阴度为70%～80%；雨季注意排水，以防烂根或病害发生，同时在重楼种植第4年以后的每年4～5月打顶摘蕾，以防开花造成营养流失。

④采收与留种：在第5年后的10～12月地上部分枯萎时采挖，注意尽量减少根部的损伤，采挖后，从顶端带芽部分芽痕下2～3cm剪除，将不带芽部分的根茎晾至半干时用手搓揉，将表皮及泥土搓去，整形后晾干；将收获的带芽部分与草木灰混合后播入地中，3年后采收；同时选择5～7年健康植株的成熟种子采摘后，去除表皮，并用消毒后的湿砂保存。此种植方法利用不同植物的分层现象及生态效位空间互补的原理，采用杉木或旱冬瓜＋草果＋重楼的复合种植模式来提高重楼成活率降低种植成本，其具体步骤为：人工种植杉木林或旱冬瓜林2年后，种植草果，种植1年后，并利用人工林和草果形成的天然遮阴、保水效果，开展重楼的生态复合种植，并通过苗期及快速生长期的合理管理及合理施肥、除草、打顶摘蕾等方式来实现重楼的

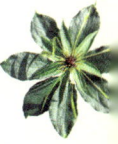

生态复合种植。该方法操作简单，成本低，效益高，风险小，节省土地、人工，保护环境，具有良好的经济效益、社会效益与生态效益。

（4）人工杂木林下栽培重楼　伴生植物常为松科、壳斗科等常绿乔灌木。重楼林药套种模式刚起步，还有待探索发展。林药套种能提高山区土地利用效率，可实现生态及经济效益的双赢，具有良好的开发情景。

（二）三段式栽培法

除了以上几种栽培方式外，还可考虑"三段式栽培法"。三段式栽培法是云南农业科学院药用植物研究所经过多年的努力研究，发明的一项栽培技术，此方法是将重楼分三段种植，每段种植3年，第一阶段根茎形成为一级种苗生长阶段，由大、中型企业配合研究单位突破种苗繁育难关，保证全苗、壮苗；第二阶段根茎开始快速膨大为二级种苗生长阶段，由大、中型企业和专业农户利用设施（遮阳网）栽培完成；第三阶段根茎再次快速增重至逐渐成熟为商品重楼生产阶段，由农户分散或集中建立种植基地完成，收获的产品出售给制药企业。综合形成三段配套栽培技术，各段由不同生产者分段承担其中一段种植任务，并将该段获得的种苗，以产品销售的方式，接力传递给下一个生产者，不仅使参与的每个生产者在2～3年内可获得较好经济效益，且降低了投资大、回收期长的风险，以及随着种植年限延长病虫害危害越严重的问题，创新了一种生长周期较长的中药材种植新模式，实现企业增效，农民增收。

第4章

重楼药材学介绍

一、药用部位、性味及功能主治

（一）药用部位

百合科植物云南重楼 *P. polyphylla* Smith var. *yunnanensis*（Franch.）Hand. –

Mazz.或七叶一枝花 *P. polyphylla* Smith var. *chinensis*（Franch.）Hara的干燥根茎。

（二）性味

重楼苦，微寒；有小毒。

（三）功能主治

重楼的功能主治为清热解毒，消肿止痛，凉肝定惊。固有清热解毒，消肿止痛之功，用于疔疮痈肿，咽喉肿痛，蛇虫咬伤，跌扑伤痛，惊风抽搐。可治疗咽喉肿痛、疟腮、喉痹治，热毒疮疡，还可用于癌肿；本品入肝经血分，能消肿止痛，化瘀止血，可治疗外伤出血，跌打损伤，瘀血肿痛；本品苦寒入肝，有凉肝泻火，息风定惊之功，故尚可用于小儿高热惊风抽搐。

二、植物化学成分及鉴别

（一）重楼的化学成分

重楼属植物化学成分复杂，多含甾体皂苷、氨基酸、甾酮、蜕皮激素、黄酮苷等化合物。自从1962年黄伟光等从重楼中分离出甾体皂素成分。此后，国内外学者研究报道，包括甾体皂苷类、胆甾烷醇类、C_{21}甾体化合物、植物甾醇类、昆虫变态激素、三萜类化合物、黄酮类化合物以及其他类化学成分211种，其中滇重楼和七叶一枝花中的有162种（表4-1）。

重楼的次生代谢产物成分有：薯蓣皂苷、薯蓣皂苷元-3-O-β-D-吡喃葡萄糖苷、薯蓣皂苷元-3-O-α-L-吡喃鼠李糖基-（1→2）[α-L-呋喃阿拉伯糖基-（1→4）]-β-D-吡喃葡萄糖苷、薯蓣皂苷元-3-α-L-吡喃鼠李糖-β-D-吡喃葡萄糖苷、薯蓣皂苷元四葡萄糖苷、薯蓣皂苷元四葡萄糖苷、蚤休皂苷、孕二烯醇酮-3-查烤茄三糖苷等。

滇重楼根茎还含有钾（K）、钙（Ca）、镁（Mg）、铁（Fe）、钠（Na）、铜（Cu）、锰（Mn）、锌（Zn）、铬（Cr）等矿质元素，重楼是富钾、镁元素，且K和Mg为限制元素，在重楼植物体内的含量具有相对稳定性。

表4-1　重楼的次生代谢产物

化合物	名称	种类	药用部位
1	diosgenin（薯蓣皂苷元）	*P. polyphylla* var. *yunnanensis*	rhizomes
		P. polyphylla var. *chinensis*	rhizomes
2	polyphyllin C（重楼皂苷C）	*P. polyphylla* var. *yunnanensis*	tubers
3	diosgenin-3-O-Rha（1→3）[Ara（1→4）]-Glc	*P. polyphylla* var. *yunnanensis*	tubers
4	polyphyllin E（重楼皂苷E）	*P. polyphylla* var. *yunnanensis*	tubers
5	polyphyllin F（重楼皂苷F）	*P. polyphylla* var. *yunnanensis*	tubers
6	polyphyllin Ⅰ（Pa）（重楼皂苷Ⅰ）	*P. polyphylla* var. *yunnanensis*	rhizomes
		P. polyphylla var. *chinensis*	rhizomes
7	polyphyllin Ⅱ（Pb）（重楼皂苷Ⅱ）	*P. polyphylla* var. *yunnanensis*	rhizomes/ stems and leaves
		P. polyphylla var. *chinensis*	rhizomes
8	polyphyllin Ⅲ（重楼皂苷Ⅲ）	*P. polyphylla* var. *yunnanensis*	rhizomes/ stems and leaves

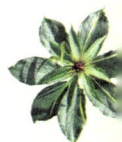

化合物	名称	种类	药用部位
9	trillin（延龄草素）	*P. polyphylla* var. *yunnanensis*	rhizomes
10	polyphyllin V（重楼皂苷 V）	*P. polyphylla* var. *yunnanensis*	rhizomes/ stems and leaves
		P. polyphylla var. *chinensis*	rhizomes
11	gracillin（纤细皂苷）	*P. polyphylla* var. *chinensis*	rhizomes
		P. polyphylla var. *yunnanensis*	rhizomes
12	diosgenin-3-*O*-Ara（1→4）-Glc	*P. polyphylla* var. *yunnanensis*	rhizomes
13	diosgenin-3-*O*-Rha（1→4）-Glc	*P. polyphylla* var. *yunnanensis*	rhizomes
		P. polyphylla var. *yunnanensis*	stems and leaves
14	reclinatoside	*P. polyphylla* var. *yunnanensis*	rhizomes
15	loureiroside	*P. polyphylla* var. *yunnanensis*	rhizomes
16	diosgenin-3-*O*-Api（1→3）[Rha（1→2）]-Glc	*P. polyphylla* var. *yunnanensis*	rhizomes
17	diosgenin-3-*O*-Glc（1→6）-Glc	*P. polyphylla* var. *yunnanensis*	roots
18	diosgenin-3-*O*-Glc（1→6）-Glc（1→2）-Glc	*P. polyphylla* var. *yunnanensis*	roots
19	diosgenin-3-*O*-Rha（1→4）-Rha（1→4）-Glc	*P. polyphylla* var. *yunnanensis*	roots
20	pennogenin-3-*O*-Glc（1→3）[Rha（1→2）]-Glc	*P. polyphylla* var. *yunnanensis*	rhizomes
21	polyphyllin Ⅶ（Tg）（重楼皂苷Ⅶ）	*P. polyphylla* var. *yunnanensis*	rhizomes/ seed/ stems and leaves
22	pennogenin（偏诺皂苷元）	*P. polyphylla* var. *yunnanensis*	rhizomes
		P. polyphylla var. *chinensis*	rhizomes
23	chonglouside H	*P. polyphylla* var. *yunnanensis*	aerial/ rhizomes
24	polyphylloside Ⅲ	*P. polyphylla* var. *yunnanensis*	aerial
25	paris saponin H（重楼皂苷H）	*P. polyphylla* var. *yunnanensis*	rhizomes
		P. polyphylla var.*chinensis*	rhizomes
26	27-ol-pennogenin	*P. polyphylla* var. *yunnanensis*	aerial
27	polyphyllin Ⅵ（Tb）（重楼皂苷Ⅵ）	*P. polyphylla* var. *chinensis*	rhizomes
		P. polyphylla var. *yunnanensis*	stems and leaves
28	pennogenin-3-*O*-Ara（1→4）-Glc	*P. polyphylla* var. *chinensis*	rhizomes

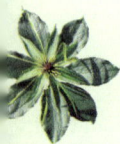

化合物	名称	种类	药用部位
29	pennogenin–3–*O*–Glc	*P. polyphylla* var. *chinensis*	rhizomes
30	27,23 β –diol–pennogenin	*P. polyphylla* var. *yunnanensis*	aerial
31	pennogenin–3–*O*–Rha（1→2）[Xly（1→5）–Ara（1→4）]–Glc	*P. polyphylla* var. *yunnanensis*	rhizomes
32	pennogenin–3–*O*–Api（1→3）[Rha（1→2）]–Glc	*P. polyphylla* var. *yunnanensis*	rhizomes
33	pennogenin–3–*O*–Glc–（1→5）–Ara（1→4）[Rha（1→2）]–Glc	*P. polyphylla* var. *yunnanensis*	rhizomes
34	pennogenin–3–*O*–Xyl–（1→5）–Ara（1→4）[Rha（1→2）]–Glc	*P. polyphylla* var. *yunnanensis*	rhizomes
35	pennogenin–3–*O*–Rha（1→4）–Rha（1→4）–Glc	*P. polyphylla* var. *yunnanensis*	stems and leaves
36	polyphylloside Ⅳ	*P. polyphylla* var. *yunnanensis*	aerial
37	parisyunnanoside C	*P. polyphylla* var. *yunnanensis*	rhizomes
38	（25*R*）–spirost–7（8）–ene–3β,6β–diol–3–*O*–Glc（1→3）–[Rha（1→2）]–Glc	*P. polyphylla* var. *yunnanensis*	rhizomes
39	24–*O*–Gal–（23*S*,24*S*）–spirosta–5,25（27）–diene–1β,3β,23,24–tetrol–1–*O*–Xyl（1→6）–Glc（1→3）[Rha（1→2）]–Glc	*P. polyphylla* var. *yunnanensis*	rhizomes
40	parisyunnanoside I	*P. polyphylla* var. *yunnanensis*	rhizomes
41	parisyunnanoside D	*P. polyphylla* var. *yunnanensis*	rhizomes
42	（25*R*）–spirost–5–en–3β,7β–diol–3–*O*–Glc–（1→3）[Rha（1→2）]–Glc	*P. polyphylla* var. *yunnanensis*	rhizomes
43	（25*R*）–spirost–5–en–3β,7β–diol–3–*O*–Ara（1→4）–Glc	*P. polyphylla* var. *yunnanensis*	rhizomes
44	parisyunnanoside E	*P. polyphylla* var. *yunnanensis*	rhizomes
45	chonglouoside SL–1	*P. polyphylla* var. *yunnanensis*	stems and leaves
46	sansevierin A	*P. polyphylla* var. *yunnanensis*	stems and leaves
47	disoseptemloside D	*P. polyphylla* var. *yunnanensis*	stems and leaves
48	disoseptemloside E	*P. polyphylla* var. *yunnanensis*	stems and leaves
49	（3β,5α,6β,25*R*）–spirostane–3,5,6–triol–3–*O*–Rha（1→2）–Glc	*P. polyphylla* var. *yunnanensis*	rhizomes
50	（3β,5α,6β,25*R*）–spirostane–3,5,6–triol–3–*O*–Api（1→3）[Rha（1→2）]–Glc	*P. polyphylla* var. *yunnanensis*	rhizomes

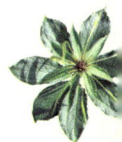

化合物	名称	种类	药用部位
51	（3β,25R）–3–ol–spirost–5–en–7–one–3–O–Rha（1→2）–Glc	*P. polyphylla* var. *yunnanensis*	rhizomes
52	chonglouoside SL–5	*P. polyphylla* var. *yunnanensis*	stems and leaves
53	chonglouoside SL–6	*P. polyphylla* var. *yunnanensis*	stems and leaves
54	chonglouoside SL–2	*P. polyphylla* var. *yunnanensis*	stems and leaves
55	chonglouoside SL–3	*P. polyphylla* var. *yunnanensis*	stems and leaves
56	chonglouoside SL–4	*P. polyphylla* var. *yunnanensis*	stems and leaves
57	chonglouoside SL–17	*P. polyphylla* var. *yunnanensis*	stems and leaves
58	chonglouoside SL–18	*P. polyphylla* var. *yunnanensis*	stems and leaves
59	borassoside B	*P. polyphylla* var. *yunnanensis*	stems and leaves
60	pariposide A	*P. polyphylla* var. *yunnanensis*	roots
61	pariposide B	*P. polyphylla* var. *yunnanensis*	roots
62	pariposide C	*P. polyphylla* var. *yunnanensis*	roots
63	pariposide D	*P. polyphylla* var. *yunnanensis*	roots
64	parisyunnanoside G	*P. polyphylla* var. *yunnanensis*	rhizomes
65	parisyunnanoside H	*P. polyphylla* var. *yunnanensis*	rhizomes
66	padelaoside B	*P. polyphylla* var. *yunnanensis*	rhizomes
67	chonglouoside SL–16	*P. polyphylla* var. *yunnanensis*	stems and leaves
68	（23S,25S）–spirost–5–en–3β,23,27–triol–3–O–Glc（1→6）–Glc	*P. polyphylla* var. *chinensis*	rhizomes
69	dianchonglouoside B	*P. polyphylla* var. *yunnanensis*	rhizomes
70	paris saponin XI	*P. polyphylla* var. *yunnanensis*	rhizomes
71	（3β,25S）–spirost–5–ene–3,27–diol–3–O–Rha（1→4）Rha（1→4）[Rha（1→2）]–Glc	*P. polyphylla* var. *yunnanensis*	rhizomes
72	（3β,17α,25S）–spirost–5–ene–3,17,27–triol–3–O–Ara（1→4）–Glc	*P. polyphylla* var. *yunnanensis*	rhizomes
73	dianchonglouoside A	*P. polyphylla* var. *yunnanensis*	rhizomes
74	disoseptemloside H	*P. polyphylla* var. *yunnanensis*	stems and leaves
75	（25S）–spirost–5–en–3β,25–diol–3–O–Rha（1→2）–Glc	*P. polyphylla* var. *yunnanensis*	stems and leaves
76	trigofoenoside A	*P. polyphylla* var. *yunnanensis*	rhizomes

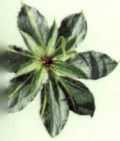

续表

化合物	名称	种类	药用部位
77	protogracillin	*P. polyphylla* var. *yunnanensis*	rhizomes
78	dichotomin（proto-Pb）	*P. polyphylla* var. *yunnanensis*	rhizomes
79	parisaponin Ⅰ	*P. polyphylla* var. *yunnanensis*	rhizomes/ stems and leaves
80	26-O-Glc-25（R）-22-methoxy-furost-5-en-3β,26-diol-3-O-Rha（1→2）[Ara（1→4）]-Glc	*P. polyphylla* var. *yunnanensis*	rhizomes
81	26-O-Glc-25（R）-22-methoxy-furost-5-en-3β,26-diol-3-O-Rha（1→2）[Rha（1→4）-Rha（1→4）]-Glc	*P. polyphylla* var. *yunnanensis*	rhizomes
82	26-O-Glc-25（R）-22-methoxy-furost-5-en-3β,26-diol-3-O-Rha（1→2）[Rha（1→4）]-Glc	*P. polyphylla* var. *yunnanensis*	stems and leaves
83	parisyunnanoside B	*P. polyphylla* var. *yunnanensis*	rhizomes
84	pseudoproto-Pb	*P. polyphylla* var. *yunnanensis*	rhizomes
85	parisyunnanoside A	*P. polyphylla* var. *yunnanensis*	rhizomes
86	saponin Th	*P. polyphylla* var. *yunnanensis*	rhizomes
87	26-O-Glc-（25R）-5,22-diene-furost-3β,20α,26-triol-3-O-Rha（1→2）[Rha（1→4）]-Glc	*P. polyphylla* var. *yunnanensis*	stems and leaves
88	chonglouoside SL-19	*P. polyphylla* var. *yunnanensis*	stems and leaves
89	chonglouoside SL-20	*P. polyphylla* var. *yunnanensis*	stems and leaves
90	25S-isonuatigenin-3-O-Rha（1→2）[Rha（1→4）]-Glc	*P. polyphylla* var. *yunnanensis*	aerial
91	26-O-Glc-nuatigenin-3-O-Rha（1→2）[Rha（1→4）]-Glc	*P. polyphylla* var. *yunnanensis*	aerial
92	chonglouoside SL-9	*P. polyphylla* var. *yunnanensis*	stems and leaves
93	chonglouoside SL-11	*P. polyphylla* var. *yunnanensis*	stems and leaves
94	chonglouoside SL-12	*P. polyphylla* var. *yunnanensis*	stems and leaves
95	chonglouoside SL-14	*P. polyphylla* var. *yunnanensis*	stems and leaves
96	26-O-Glc-nuatigenin-3-O-Rha（1→2）-Glc	*P. polyphylla* var. *yunnanensis*	stems and leaves
97	26-O-Glc-nuatigenin-3-O-Rha（1→4）-Glc	*P. polyphylla* var. *yunnanensis*	stems and leaves

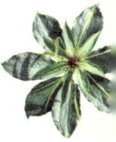

化合物	名称	种类	药用部位
98	abutiloside L	*P. polyphylla* var. *yunnanensis*	stems and leaves
99	chonglouoside SL–10	*P. polyphylla* var. *yunnanensis*	stems and leaves
100	chonglouoside SL–13	*P. polyphylla* var. *yunnanensis*	stems and leaves
101	chonglouoside SL–15	*P. polyphylla* var. *yunnanensis*	stems and leaves
102	nuatigenin–3–O–Rha（1→2）–Glc	*P. polyphylla* var. *yunnanensis*	stems and leaves
103	parispolyside E	*P. polyphylla* var. *chinensis*	rhizomes
104	parisyunnanoside F	*P. polyphylla* var. *yunnanensis*	rhizomes
105	hypoglaucin H	*P. polyphylla* var. *yunnanensis*	rhizomes/ aerial/ stems and leaves
106	pregna–5,16–dinen–3β–01–20–one–3–O–Rha（1→2）[Rha（1→4）Rha（1→4）]–Glc	*P. polyphylla* var. *yunnanensis*	aerial
107	21–methoxyl–pregna–5,16–dien–3β–ol–20–one–3–O–Rha（1→2）[Rha（1→4）]–Glc	*P. polyphylla* var. *yunnanensis*	stems and leaves
108	（20R）–1β,3β,21–triol–pregn–5–ene–20,16β–carbolactone–1–O–Rha（1→2）[Xyl（1→3）]–Glc	*P. polyphylla* var. *yunnanensis*	rhizomes
109	parisyunnanoside J	*P. polyphylla* var. *yunnanensis*	rhizomes
110	dumoside	*P. polyphylla* var. *yunnanensis*	stems and leaves
111	chonglouoside SL–7	*P. polyphylla* var. *yunnanensis*	stems and leaves
112	chonglouoside SL–8	*P. polyphylla* var. *yunnanensis*	stems and leaves
113	daucosterol（胡萝卜苷）	*P. polyphylla* var. *yunnanensis*	roots
114	pariposide F	*P. polyphylla* var. *yunnanensis*	roots
115	（3β,22E）–stigmasta–5,22–dien–3–ol–3–O–Glc	*P. polyphylla* var. *yunnanensis*	rhizomes
116	pariposide E	*P. polyphylla* var. *yunnanensis*	roots
117	7β–ol–sitosterol–3–O–Glc	*P. polyphylla* var. *yunnanensis*	stems and leaves
118	β–ecdysone（β–蜕皮激素）	*P. polyphylla* var. *yunnanensis*	rhizomes
119	β–ecdysterone（β–蜕皮甾酮）	*P. polyphylla* var. *yunnanensis*	roots
120	paritriside A	*P. polyphylla* var. *yunnanensis*	rhizomes
121	paritriside B	*P. polyphylla* var. *yunnanensis*	rhizomes
122	paritriside C	*P. polyphylla* var. *yunnanensis*	rhizomes

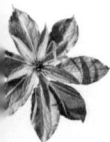

化合物	名称	种类	药用部位
123	paritriside D	*P. polyphylla* var. *yunnanensis*	rhizomes
124	paritriside E	*P. polyphylla* var. *yunnanensis*	rhizomes
125	paritriside F	*P. polyphylla* var. *yunnanensis*	rhizomes
126	3β−ol−oleane−12−en−28−oic acid−3−O−Glc（1→2）−Ara	*P. polyphylla* var. *yunnanensis*	rhizomes
127	3β−ol−oleane−12−en−28−oic acid−3−O−Glc（1→2）−Xyl	*P. polyphylla* var. *yunnanensis*	rhizomes
128	3β−ol−oleane−12−en−28−oic acid−3−O−Ara	*P. polyphylla* var. *yunnanensis*	rhizomes
129	3β−ol−oleane−12−en−28−oic acid−3−O−Xyl	*P. polyphylla* var. *yunnanensis*	rhizomes
130	3β−ol−oleane−12−en−28−oic acid−3−O−Glc	*P. polyphylla* var. *yunnanensis*	rhizomes
131	3β−ol−oleane−12−en−28−oic acid−3−O−Rha（1→2）−Glc	*P. polyphylla* var. *yunnanensis*	rhizomes
132	3β−ol−oleane−12−en−28−oic acid−3−O−Glc（1→2）−Glc	*P. polyphylla* var. *yunnanensis*	rhizomes
133	3β,23−diol−oleane−12−en−28−oic acid−3−O−Xyl（1→2）−Ara	*P. polyphylla* var. *yunnanensis*	rhizomes
134	3β,23−diol−oleane−12−en−28−oic acid−3−O−Glc（1→4）−Ara	*P. polyphylla* var. *yunnanensis*	rhizomes
135	glycoside St−J	*P. polyphylla* var. *yunnanensis*	rhizomes
136	methyl ester of glycoside St−J	*P. polyphylla* var. *yunnanensis*	rhizomes
137	cussonoside B	*P. polyphylla* var. *yunnanensis*	rhizomes
138	kaempferol−3−O−Glc（1→6）−Glc	*P. polyphylla* var. *yunnanensis*	aerial
139	7−O−Rha−kaempferol−3−O−Glc（1→6）−Glc	*P. polyphylla* var. *yunnanensis*	aerial
140	kaempferol−5−O−Rha	*P. polyphylla* var. *yunnanensis*	stems and leaves
141	7−O−Rha−kaempferol−3−O−Glc	*P. polyphylla* var. *yunnanensis*	stems and leaves
142	7−O−Glc−kaempferol−3−O−Glc（1→6）−Glc	*P. polyphylla* var. *yunnanensis*	stems and leaves
143	isorhamnetin−3−O−neohesperidoside	*P. polyphylla* var. *yunnanensis*	rhizomes
144	isorhamnetin−3−O−gentiobioside	*P. polyphylla* var. *yunnanensis*	rhizomes
145	isorhamnetin−3−O−rutinoside	*P. polyphylla* var. *yunnanensis*	rhizomes

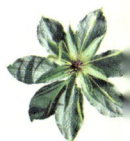

化合物	名称	种类	药用部位
146	isorhamnetin–3–O–Glc	*P. polyphylla* var. *yunnanensis*	rhizomes
147	cane sugar	*P. polyphylla* var. *yunnanensis*	rhizomes
148	十六烷酸	*P. polyphylla* var. *chinensis*	rhizomes
149	十七碳烯酸甘油三脂	*P. polyphylla* var. *chinensis*	rhizomes
150	falcarindial	*P. polyphylla* var. *chinensis*	rhizomes
151	1–O–Glc–（2S,3S,4E,8E）–2[（2′R）–2′–hydroxyhex–adecanoylamino–4（E）,8（E）–octadecadiene–1,3–diol	*P. polyphylla* var. *yunnanensis*	rhizomes
152	parispolyside F	*P. polyphylla* var. *yunnanensis*	rhizomes
153	parispolyside G	*P. polyphylla* var. *yunnanensis*	rhizomes
154	2–feruloyl–O–α–D–glucopyranoyl–（1′→2）–3,6–O–feruloyl–β–D–fructofuranoside	*P. polyphylla* var. *yunnanensis*	rhizomes
155	heptasaccharide	*P. polyphylla* var. *yunnanensis*	rhizomes
156	octasaccharide	*P. polyphylla* var. *yunnanensis*	rhizomes
157	1,5–diol–7–methoxy–3–methylanthraquinone	*P. polyphylla* var. *yunnanensis*	rhizomes
158	et–α–D–fructofuranoside	*P. polyphylla* var. *yunnanensis*	rhizomes
159	methyl–3,4–diol–benzoate	*P. polyphylla* var. *yunnanensis*	rhizomes
160	（8R,9R,10S,6Z）–triol–octadec–6–enoic acid	*P. polyphylla* var. *yunnanensis*	rhizomes
161	methyl–（9S,10R,11S）–triol–12（Z）–octadecenoate	*P. polyphylla* var. *yunnanensis*	rhizomes
162	vanillin	*P. polyphylla* var. *yunnanensis*	stems and leaves

Glc=β–D–glucopyranosyl; Ara=α–L–arabinofuranosyl; Rha=α–L–rhamnopyranosyl; Api=β–D–apiofuranosyl; Fuc=β–D–fucopyranosyl; Xyl=β–D–xylopyranosyl; Gal=β–D–galactopyranosyl

（二）重楼的鉴别

重楼皂苷是重楼的主要化学成分也是主要药效成分，可以通过薄层色谱法和高效液相色谱法进行鉴别。

1. 薄层色谱法

取本品粉末0.5g，加乙醇10ml，加热回流30分钟，滤过，滤液作为供试品溶液。另取重楼对照药材0.5g，同法制成对照药材溶液。照薄层色谱法（通则0502）试验，吸取供试品溶液和对照药材溶液各5μl及〔含量测定〕项下对照品溶液10μl，分别点于同一硅胶G 薄层板上，以三氯甲烷-甲醇-水（15∶5∶1）的下层溶液为展开剂，展开，取出，晾干，喷以10%硫酸乙醇溶液，在105℃加热至斑点显色清晰，分别置日光和紫外光灯（365nm）下检视。供试品色谱中，在与对照药材色谱和对照品色谱相应的位置上，显相同颜色的斑点或荧光斑点。

2. 高效液相色谱法

以十八烷基硅烷键合硅胶为填充剂；以乙腈为流动相A，以水为流动相B，按药典中的规定进行梯度洗脱；检测波长为203nm。理论板数按重楼皂苷Ⅰ峰计算应不低于4000。

对照品溶液的制备　取重楼皂苷Ⅰ对照品、重楼皂苷Ⅱ对照品、重楼皂苷Ⅵ对照品及重楼皂苷Ⅶ对照品适量，精密称定，加甲醇制成每1ml各含0.4mg的混合溶液，即得。

供试品溶液的制备　取本品粉末（过三号筛）约0.5g，精密称定，置具塞锥形瓶中，精密加入乙醇25ml，称定重量，加热回流30分钟，放冷，再称定重量，用乙醇补足减失的重量，摇匀，滤过，取续滤液，即得。

测定法　分别精密吸取对照品溶液与供试品溶液各10μl，注入液相色谱仪，测定，即得。

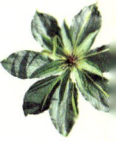

三、药理功效

重楼味苦，性微寒；有小毒；主要归肝经。苦寒能清热解毒，善消肿止痛，尤宜于热毒雍盛；苦寒入肝能凉肝泻火以息风止痉之效；此外，入肝经血分，兼有一定的化瘀止血。其化学成分主要含重楼皂苷、薯蓣皂苷、丹宁酸及18种氨基酸、肌酸酐、生物碱、黄酮、甾酮、蜕皮激素、胡萝卜苷等。

通过现代药理学研究发现，重楼中的甾体皂苷具有较好的抗肿瘤、止血、止咳、平喘、抗菌、抗病毒、修复胃黏膜损伤、镇静、镇痛、免疫调节等作用。通过对重楼药理的实验证明，重楼的甾体皂苷可以通过对抑制肿瘤细胞RNA与DNA合成导致癌细胞的变性坏死，对A549（人肺癌）等20多种肿瘤细胞均有明显的抑制作用。并且其甾体皂苷具有较强的止血、镇痛、镇静功效；从云南重楼中提取的类固醇皂苷还对由乙醇或茚甲新、吲哚美辛引起的胃黏膜的损伤有明显的抑制和修复作用；重楼皂苷Ⅰ、Ⅱ、Ⅲ作为一类较强的免疫调节剂，能诱导巨噬细胞增殖和干扰素的产生，促进人体外周血淋巴细胞有丝分裂；重楼总皂苷能干扰核酸代谢，具有很强的使子宫平滑肌收缩的活性，对高血压动脉粥样硬化和心肌缺血等疾病有特殊疗效。现代研究报道，重楼具有如下药理作用。

1. 抗肿瘤作用

重楼甾体皂苷可抑制肿瘤细胞的增殖，减缓肿瘤病人的痛苦。重楼有机提取物在体内和体外都可以抑制小鼠肺腺癌 LA795 细胞的生长，而重楼皂苷Ⅰ溶液则显著

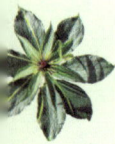

地抑制人肝癌SMMC7221细胞的增殖，同时促进癌细胞的凋亡，且呈现出浓度和剂量依赖性。另外，对人胃癌MGC803细胞和SGC7901细胞的增殖受到显著抑制，同时诱导癌细胞发生凋亡。

2. 广谱抗菌作用

重楼水提液对口腔中常见病原菌的生长具有抑制作用，对甲型及亚洲甲型流感病毒都有较强的抑制作用。在试管内，对志贺痢疾杆菌，施氏痢疾杆菌、伤寒杆菌、肠炎杆菌、大肠埃希菌、铜绿假单胞菌、金黄色葡萄球菌等均有抗菌作用。

3. 抗真菌作用

云南重楼对白色念珠菌生长有很强的抑制作用。重楼的有机提取物对植物柑橘的3种病原真菌（链格孢菌、褐腐疫霉菌、炭疽菌）均有抑菌活性，其中重楼乙醇提取物对柑橘炭疽菌的抑制效果最佳。

4. 抗病毒作用

从植物重楼中分离到高纯度的重楼皂苷Ⅰ、Ⅱ、Ⅵ和Ⅶ，发现重楼皂苷Ⅱ、Ⅵ和Ⅶ在体外具有较好的抗A型流感病毒（IAV）活性，PSⅠ在体内外均具有较好的抗流感病毒活性。同时，重楼克感滴丸可治疗流感病毒FM1引起的急性肺炎。体外实验发现主要成分为重楼的季德胜蛇药片能抗单纯疱疹病毒（HSV）和水痘带状疱疹病毒（VZV）。此外，重楼对支原体引起的肺炎、乙型肝炎病毒引起的肝炎、腮腺炎病毒引起的小儿流行性腮腺炎、带状疱疹病毒引起的蛇串疮均有良好的治疗效果。

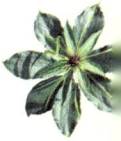

5. 抗寄生虫作用

重楼皂苷C和重楼皂苷Ⅶ能够显著抑制指环虫介导的严重感染，提示其具有驱虫活性。采用涂肤防护试验观察人工释放血吸虫尾蚴感染小鼠，发现重楼皂苷可杀灭血吸虫尾蚴，并阻止尾蚴侵入小鼠皮肤。此外，重楼甲醇提取物可杀灭寄生在罗氏沼虾上的聚缩虫和靴纤虫，重楼皂苷对钉螺及钉螺卵有一定抑制作用。

6. 抗蛇毒作用

重楼对小鼠蝮蛇毒、眼镜蛇毒有明显的保护作用。

7. 镇静、镇痛及抗炎作用

重楼的甲醇提取液给小鼠灌胃，能有效地提高小鼠的痛阈值，抑制醋酸诱导的小鼠扭体反应，提示重楼具有良好的镇静、止痛作用。重楼煎剂对右旋糖酐引起的无菌性炎症有对抗作用。

8. 止血作用

雄性Wistar大鼠灌胃重楼总甾体皂苷溶液，能够增强ADP诱导的血小板凝聚。

9. 止咳、平喘作用

重楼煎剂给小鼠灌胃，对二氧化硫引咳的小鼠有明显的止咳作用，但无祛痰作用。乙醇提取物对组胺所致豚鼠实验性喘息有明显的平喘作用。

10. 对平滑肌作用

重楼煎剂和皂苷对离体豚鼠回肠有兴奋作用。皂苷对离体兔耳血管平滑肌有直接收缩作用。能使实验动物子宫肌收缩，对子宫的作用较强而且持久，但较大剂量亦不易引起子宫肌强直性收缩。

11. 促进肾上腺皮质功能作用

重楼提取液给大鼠灌胃可明显减低其肾上腺内维生素C的含量。

12. 免疫调节作用

重楼皂苷Ⅱ溶液在体外可以抑制狼疮性肾炎局部免疫反应。重楼复方制剂可以显著的提高雄性小鼠体内细胞毒性T淋巴细胞（CTL）的活性，促进其与靶细胞的膜或核结合，杀死肿瘤细胞，调控细胞的免疫应答反应。

13. 抗氧化作用

体外实验显示，重楼醇提物能有效清除光诱导的细胞内自由基组分，抑制细胞膜的脂质过氧化作用，降低MDA的形成和积累。还可以有效地保护H_2O_2模拟诱导的脐静脉内皮细胞ECV304的氧化损伤，抑制Caspase3蛋白介导的凋亡途径，表明重楼醇提物具有一定的抗氧化作用。

14. 肾脏和肝脏保护作用

重楼水煎液灌胃雄性SD膜性肾病大鼠，可以降低其细胞内NF-κB的转录水平，抑制肾小球NF-κB因子的活化及Ⅳ胶原蛋白（ColⅣ）的分泌，减轻大鼠的炎症反应，保护大鼠的肾脏器官。给四氯化碳诱导的急性肝损伤小鼠灌胃重楼水提物，能有效降低模型小鼠血清中丙氨酸转氨酶（ALT）和天冬氨酸转氨酶（AST）的活性，增强SOD和GSH活性、降低肝脏中MDA的含量，显著降低肝脏组织的病理学损伤程度。

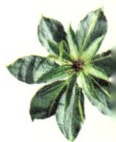

15. 骨保护作用

通过重楼皂苷干预大鼠去卵巢模型，观察股骨干骺端骨小梁的微结构损伤情况，结果发现PS通过调节骨保护蛋白（osteoprotegerin，OPG）/核因子-κB受体活化因子配体（receptor activator of NF-κB ligand，RANKL）信号通路促进大鼠原代成骨细胞增殖与分化，并上调其成骨活性，提示了重楼皂苷可促进肌肉、骨骼损伤恢复及防治骨质疏松。

16. 心肺保护作用

薯蓣皂苷可增加小鼠心肌纤维Ca^{2+}摄入而增强心脏搏动，PSⅥ可抑制小鼠内皮素（ET）分泌而有效降低血压，提示重楼具有心脏保护作用。重楼可降低大鼠哮喘模型动物血清IgE和嗜酸性粒细胞（EOS）水平，有效缓解气道高反应性和炎症反应，病理切片见气管腔内及气管壁炎性细胞浸润减少。RPTS可减轻急性肺损伤大鼠的肺泡壁结构破坏，肺间质水肿和小血管瘀血。

17. 其他器官保护作用

重楼水提液可能通过与M胆碱能受体、肾上腺素能系统作用，而抑制胃运动、调节小肠运动，具有治疗胃痉挛、肠道功能紊乱的作用。重楼对脑出血后神经细胞损伤具有保护作用，其机制可能与减少ICAM-1和TNF-α的产生有关。利用PS干预四环素刺激下兔胸膜反应模型，发现转化生长因子β$_1$（TGF-β$_1$）和血管内皮生长因子（VEGF）显著降低，并且能减少胸膜渗出、抑制胸膜增厚。

四、应用

（一）传统用途

重楼在我国用药历史悠久，使用较为普遍，向来被誉为蛇伤痈疽之良药，大部分本草书籍均有记载。重楼以蚤休之名始载于《神农本草经》，列为下品，谓："蚤休，味苦微寒，主惊痫，摇头弄舌，热气在腹中，癫疾，痈疮，阴蚀，下三虫，去蛇毒，一名蚤休，生山谷。"对其功效及生境进行了描述；其后的《名医别录》《新修本草》等历代本草典籍均对重楼的药性、药效以及形态均做出描述。明代兰茂在其《滇南本草》中有"重楼一名紫河车，一名独脚莲。味辛、苦，性微寒。……是疮不是疮，先用重楼解毒汤。此乃外科之至药也，主治一切无名肿毒，攻各种疮毒痈疽，发背痘疔等症最良"的记载，认为重楼为外科至药，主治一切无名肿毒。而清代的吴其濬在《植物名实图考》则对多叶重楼下两个药用变种七叶一枝花和滇重楼均有详细记载，"江西、湖南山中多有，人家亦种之，通呼为草河车，亦曰七叶一枝花，为外科要药，滇南谓之重楼一枝箭，以其根老横纹粗皱，如虫形，乃作虫蝼字。亦有一层六叶者，花仅数缕，不甚可观，名逾其实，子色殷红。滇南土医云：味性大苦，大寒，入足太阴。治湿热瘴疟下痢，与本草书微异。滇多瘴，当是习用药也"。

根据上述记载，重楼主治无名肿毒，各种疮毒痈疽，并沿用至今。重楼是传统医学中一味功效显著的中药材（消肿止血、清热解毒、凉肝定惊等），临床上用于治疗疔疮痈肿，咽喉肿痛，毒蛇咬伤，跌扑伤痛，惊风抽搐等症。云南民间常用于外

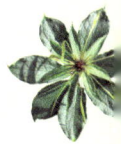

伤出血，骨折，扁桃腺炎，腮腺炎，乳腺炎，肠胃炎，肺炎，疟疾，痢疾等多种疾病。又是一些著名中成药如云南白药、宫血宁胶囊、楼莲胶囊、热毒清胶囊等的主要原料之一。

由于重楼具有较强的生理活性，临床应用范围广，又是传统医学中一味功效显著的药材，具有抗癌、消肿止血，清热解毒，凉肝定惊等功效。在国药标准中，以重楼作为主要原料的成方制剂达78个，以重楼为主要原料的中成药品种就有100多个，为"云南白药系列产品""宫血宁""沈阳红药系列""金品肿痛系列""抗病毒颗粒系列产品""季德胜蛇药片"及"金复康口服液"等20多个国家重点保护中药的主要原材料；在所有以重楼为原料的中成药中47%左右为跌打损伤、止血或风湿类药；10%为抗癌药；10%为感冒消炎药；8%为皮肤外用药，其余的占25%，超过150多家药厂的产品涉及重楼药材。国际上，日本、韩国已经从重楼中开发出疗效较好的抗癌药物，并大量从中国进口重楼药材原料。由于重楼具有较强的抗癌、抗病毒等功效，其前景良好。

（二）现代临床用途

重楼药用历史悠久，具有清热解毒，消肿止痛，凉肝定惊之功效。用于治疗疔疮痈肿，咽喉肿痛，毒蛇咬伤，跌扑伤痛，惊风抽搐等症。云南民间常用于外伤出血，骨折，扁桃腺炎，腮腺炎，乳腺炎，肠胃炎，肺炎，疟疾，痢疾等多种疾病。现代药理研究表明重楼具有抗肿瘤作用、镇静、镇痛作用、抑菌、抗菌作用、增强免疫力、抗炎、抗病毒作用，还具有止咳平喘、杀灭精子等作用。临床用于治疗胃炎、带状疱疹效果显著，另外，重楼常被组成方剂用于癌症的治疗，如食管癌、喉癌、直肠癌、肺癌、宫颈癌、白血病等，均有满意的疗效。

1. 治疗肿瘤疾病

益肺抗瘤饮的主要原料之一是七叶一枝花，其通过提高患者外周血中NK细胞的活性以及抗原CD3、CD4的单克隆抗体值，抑制患者体内肺癌细胞的转移。与单一药剂的治疗效果相比较，重楼复方和5-氟尿嘧啶组合使用，则可显著抑制人胃癌细胞SGC7901和BGC803的增殖，提高细胞的凋亡率，此结果显示二者在肿瘤细胞的治疗过程中具有协同作用。以上实验结果提示，重楼制剂在肿瘤的临床治疗上具有重要的应用价值。

2. 治疗泌尿系统感染

临床试验结果显示，七叶一枝花粉末能有效治疗衣原体感染引起的泌尿生殖炎症（200例），有效率为100%，治愈率为68.5%，且比单独使用四环素的治疗效果好。七叶一枝花还可有效治疗下生殖道解脲支原体感染的泌尿生殖炎症（40例），具有疗程短、显效快、无毒副作用的特点，能克服由于长期使用抗生素带来的副作用。

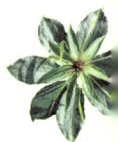

3. 止痛、止血功效

重楼制剂宫血宁能有效治疗各型子宫出血症，治愈率为95.3%，且治疗效果随剂量的增加而愈加显著。重楼制剂云南红药胶囊可以有效地缩短人工流产术后阴道流血时间，降低出血量，减轻下腹疼痛，具有良好的止血、镇痛功效。

4. 治疗顽固性痤疮

研究显示，云南重楼的乙醇提取物对痤疮的主要致病相关菌（痤疮丙酸杆菌、表皮葡萄球菌和金黄色葡萄球菌）的具有明确的抑制作用，可用于顽固性痤疮的治疗。

（三）食疗及保健

民间还将重楼作为食材等来治疗一些疾病，如胃病、跌打损伤、骨质疏松症。

1. 重楼炖猪肚汤

重楼20～50g，猪肚一个，猪肚洗净，重楼打碎，冷水浸透，放入猪肚中留少许水分，然后用线将口扎紧，放入锅中加水适量，文火煲熟调味后服食。用于胃炎、胃溃疡以及十二指肠溃疡等。

2. 重楼炖筒子骨

重楼20～50g，续断50g，筒子骨1个，排骨洗净，重楼切片，放入锅中加水适量，文火煲熟调味后服食。用于跌打损伤恢复及骨质疏松。

3. 重楼泡酒

滇重楼100g，纯粮食白酒1kg，重楼切片或打碎，泡入酒中1个月后，饮用。用于治疗跌打损伤、内出血等。

4. 重楼面膜

重楼15g，丹参30g，将重楼、丹参洗净，切片，同入砂锅，加水500ml，大火煮沸后小火在煮20分钟，滤出药液，将剩余药渣加水再煮，取药液，合并两次滤液约300ml，调入10g蜂蜜即成，每日分3次饮完，同时用此液涂脸，15分钟后用清水洗去。可用于脓疱性、囊肿性痤疮。

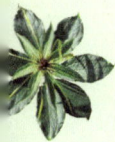

五、药材规格等级

重楼向来以体粗壮，质坚实，断面色白，粉性足，身干无杂，无须根，无霉变者为佳（图4-1、4-2）。

商品规格：分粉质重楼和胶质重楼。

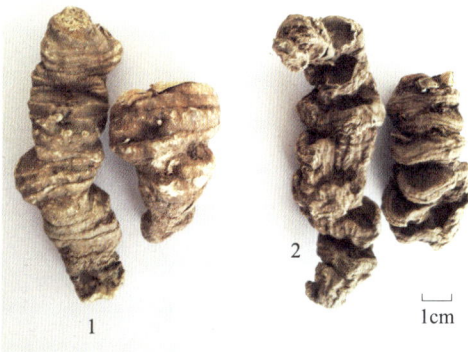

图4-1　重楼药材
1. 云南重楼；2. 七叶一枝花

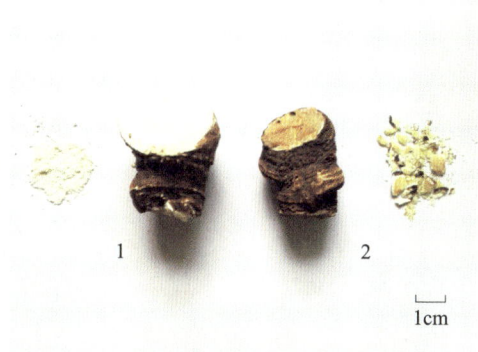

图4-2　重楼药材
1. 粉质重楼；2. 胶质重楼

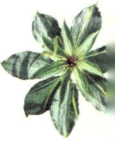

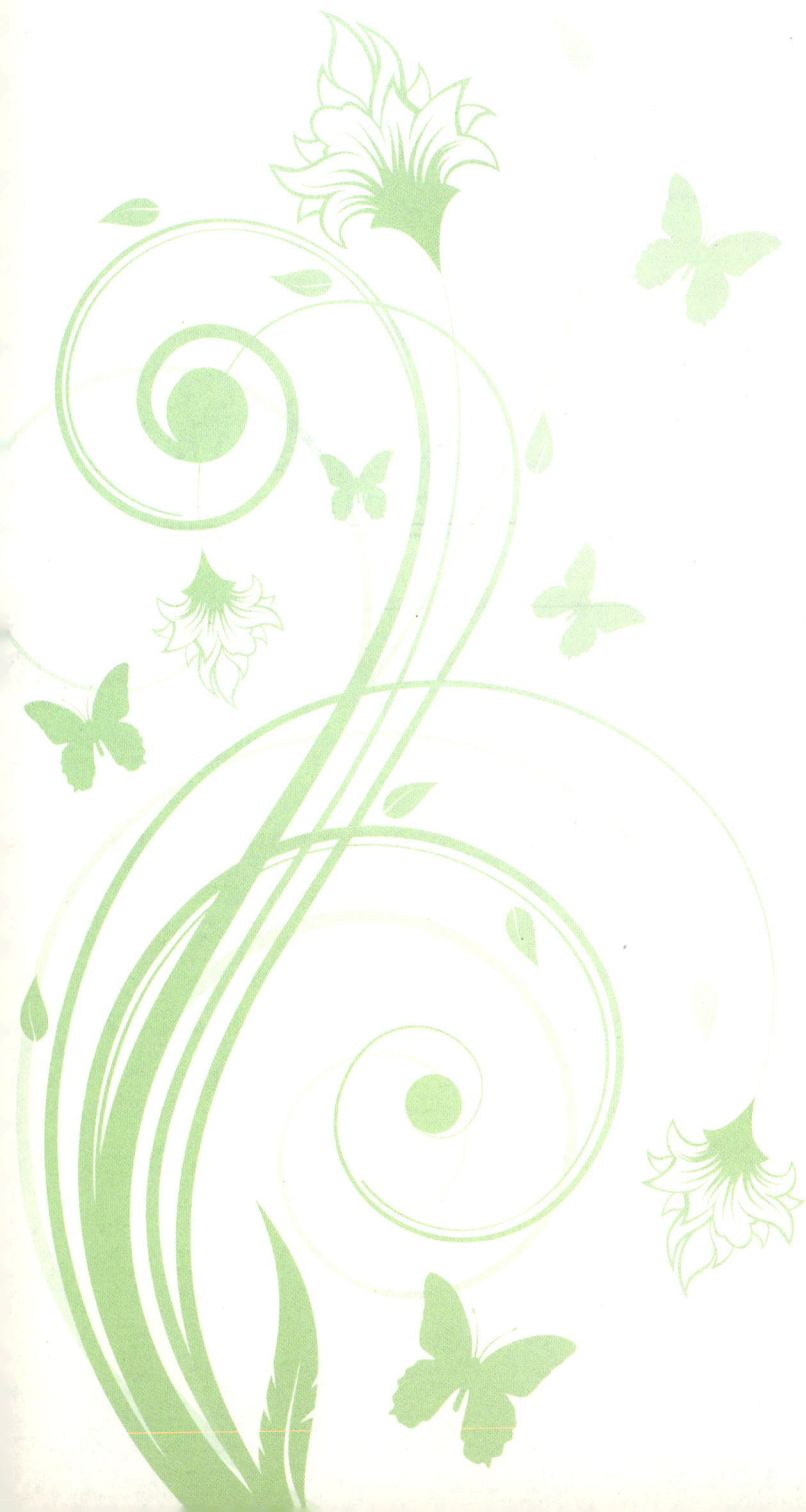

第5章

重楼加工与开发

一、药材采收和加工技术

（一）采收期

综合产量和药用成分含量两方面因素，种子繁育种苗的重楼在移栽后第6年采收最佳；带顶芽根茎的种苗在移栽后第5年采收最佳。10～11月重楼地上茎枯萎后采挖。

（二）初加工

1. 采收方法

选择晴天采挖，采挖时用洁净的锄头先在畦旁开挖40cm深的沟，然后顺序向前刨挖。采挖时尽量避免损伤根茎，保证重楼根茎的完好无损。挖取的重楼，去净泥土和茎叶，把带顶芽部分切下留作种苗，其余部分洗净干燥。

2. 干燥方法

重楼的工作方法影响着药材的质量，35℃烘干、自然阴干、自然晒干的滇重楼色泽良好，断面呈白色至浅棕色、粉性；温度高易造成皂苷下降，温度超过50℃干燥方法断面易呈棕色至深棕色、角质，影响外观。适宜在35℃恒温烘干。干燥后，打包或装麻袋贮藏

3. 贮藏

重楼易贮藏在阴凉、干燥、通风的地方。贮藏时间不宜超过1年，贮藏1年后化学成分会发生较大变化，从而引起药材质量下降。

二、药材真伪鉴别及常见伪品

重楼在抗菌、抗病毒、抗肿瘤等方面有特效，成为目前最受关注的药材品种之一。但其混淆品和伪品较多给关注着带来很大困扰。重楼属种类在全国约有28种，我国有24种，其中云南有25个种或变种，除药典收载的两种作为全国使用的正品外，其他品种在各地作为习用品使用，它们不同之处在于叶形变化，其次是花瓣形状，再次是花瓣与花萼的长短不同，还在于根部的变化，有的根茎粗壮，有的为纤细须根。就如正品云南重楼：叶基部楔形，花瓣匙形或线形，比花萼长。混淆品狭叶重楼：叶片通常10～22片，披针形或长条形，混淆品宽瓣重楼：叶基部近圆形，花瓣比花萼短；混淆品短梗重楼：叶片7～9片，无柄，披针形或长椭圆形，花梗较短。从药市商品看，凡重楼属植物中具粗厚根茎者，均加工入药，药材性状相似，但按药典规定项目测定，其结果可能与标准不同，表明有效成分及含量存在差异。重楼正品、混淆品、常见伪品如图5-1所示。

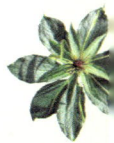

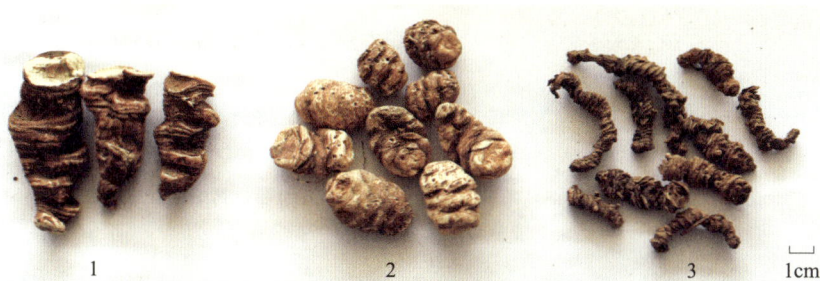

图5-1　重楼正品、混淆品和常见伪品的药材图
1. 云南重楼；2. 头顶一颗珠；3. 蜘蛛香

（一）药材性状鉴别

1. 正品药材

药典规定正品药材为云南重楼和七叶一枝花。

鉴别要点：呈结节状扁圆柱形，略弯曲，直径1.0～4.5cm。表面黄棕色或灰棕色，外皮脱落处呈白色；密具层状凸起的粗环纹，一面结节明显，结节上具椭圆形凹陷茎痕，另一面有疏生的须根或疣状须根痕。顶端具鳞叶和茎的残基。质坚实，断面平坦，白色至浅棕色，粉性或角质。气微，味微苦、麻。

2. 混淆品

混淆品有多叶重楼、狭叶重楼、长药隔重楼、头顶一颗珠等。

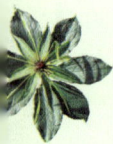

重楼混淆品药材性状特征分种检索

1 根茎直径0.5cm以上，茎痕和环节明显，节间短，长0.5～6mm。

2 根茎直径1.2cm以上。

3 有多个分支，环节极稀疏而不规则 ……………………………………………

…………………………… 日本重楼 *Paris japonica* (Franch. & Sav.) Franch.

3 无分支，具有凹点状须根痕 …… 头顶一颗珠延龄草 *Trillium tschonoskii* Maxim.

4 直径可达7.5cm，茎痕交互排列 ………… 南重楼 *Paris vietnamensis* (Takht.) H.Li

4 直径5cm以下。

5 全体环节较密，表面皱缩。

6　扁圆柱形，粗细较均匀，茎痕呈扁节状，表面凹陷 ······ **海南重楼** *Paris dunniana* H.Lév

6　不规则圆柱形，茎痕交互排列或不规则，表面较平，表面凹陷 ······················

································ **球药隔重楼** *Paris fargesii* Franch.

5　顶端及中部环节稀疏，末端稍密。

7　直径常在2.5cm以上，环节排列整齐 ············**七叶一枝花、云南重楼**

7　直径常在2.5cm以下。

8　表面黄棕色或棕褐色 ············**毛重楼、凌云重楼、短瓣凌云重楼**

8　表面淡黄棕色 ············**卵叶重楼、多叶重楼、狭叶重楼**

2　根茎直径0.5～1.2cm。

9　环节密集，少数具分支 ············**五指莲** *Paris axialis* H.Li

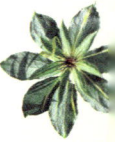

9　环节较稀疏，无分支。

10　表面皱褶较少，环节微突起 ············**长柱重楼、长药隔重楼**

10　表面皱褶明显，环节突起 ············**禄劝花叶重楼、黑籽重楼、金线重楼**

1　根茎较细，直径0.4cm以下，节间长9～40mm。

11　表面黄棕色至棕色，节间长9～19mm ············**巴山重楼、北重楼**

11　表面淡黄棕色，表面常脱落，节间长10～40mm ····················

················ **日本四叶重楼** *Paris tetraphylla* A.Gray

3. 常见伪品

常见伪品有拳参、蜘蛛香、开口箭。

（1）拳参鉴别要点　呈扁长条形或扁圆柱形而弯曲，两端略尖，或一端渐细。表面紫褐色或紫黑色，粗糙，一面隆起，一面稍平坦或略具凹槽，全体密具粗环纹，有残留的须根或根痕。质硬，断面浅棕红色或棕红色。维管束呈黄白色的点状，排列成环。无臭，味苦、涩。

（2）蜘蛛香鉴别要点　根茎呈扁圆柱形，稍弯曲，偶有分枝，表面灰褐色，有紧密隆起的环节，节处有多数细根或突起的点状根痕，顶端有茎及叶柄残基；质坚实，不易折断，断面略平坦，黄棕色或灰棕色，维管束黄白色，点状，断续排列成环。根细长，圆柱形稍弯曲，表面黄棕色，细的有纵皱纹，粗的较光滑，折断面灰棕色，木质部点状，灰白色。气特异，味微苦辛。

（3）开口箭鉴别要点　圆柱形，平直或微弯曲，表面褐黄色，顶端残留部分膜质叶鞘。节部有环状皱纹，具须根痕。药材质地坚硬，其断面淡黄白色，中柱部分具分散的小点；气微，味微苦。

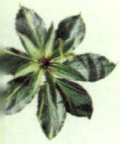

（二）药材显微鉴别

1. 正品药材

根茎横切面特征　从外到内依次为栓皮层、薄壁组织和散布在其中的排列不规则的维管束。栓皮层是表皮细胞被损伤后由其下的薄壁组织细胞分裂栓质化形成，具有保护作用。薄壁组织细胞个大、壁薄、内含丰富的营养物质，是储存淀粉粒的主要部位，同时薄壁细胞中有针晶束分布。维管束在根茎中呈类圆形或不规则排列，其结构主要为周木型（木质部在外，韧皮部在内），少有韧皮部和木质部呈交互排列。另有两个维管束连在一起，呈纵横分布。

粉末特征　淀粉粒甚多，类圆形、长椭圆形或肾形，直径3～18μm。草酸钙针晶成束或散在，长80～250μm。梯纹导管及网纹导管直径10～25μm。

2. 混淆品

混淆品有凌云重楼、卷瓣重楼、短瓣球药隔重楼、五指莲、金线重楼、多叶重楼、巴山重楼、卵叶重楼、毛重楼、禄劝花叶重楼、狭叶重楼等。

根茎横切面特征　基本一致，维管束类型均为周木维管束，只有凌云重楼和巴山重楼为周韧维管束。

粉末特征　基本一致，导管类型均为梯纹、网纹导管，少数品种可见螺纹导管，如花叶重楼、南重楼。

3. 常见伪品

重楼与常见伪品拳参、蜘蛛香、开口箭的主要显微区别见表5-1。

表5-1　重楼与拳参、蜘蛛香和开口箭的主要显微鉴别

项目	重楼	拳参	蜘蛛香	开口箭
粉末的颜色	白色淡	棕红色	灰棕色	黄白色
草酸钙结晶	草酸钙针晶成束或散在	草酸钙簇晶众多	无	针晶呈束或散生，可见长柱晶及方晶
淀粉粒	甚多类圆形、椭圆形或肾形	椭圆形、卵形或类圆形	圆形、长圆形、广卵形或蚌壳形，有的一端具尖突	类圆形
导管	梯纹及网纹导管	具缘纹孔导管	螺纹、双螺纹、环纹或梯纹	多见螺纹、环纹导管，偶见网纹和孔纹导管

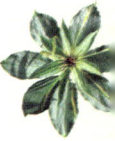

（三）理化鉴别

重楼正品及混淆品均含有薯蓣皂苷元，其鉴别方法是取粉末0.5g，加水3ml，浸渍10分钟后，剧烈振摇，发生持久性泡沫。其常见伪品拳参、蜘蛛香和开口箭均不含有该成分。拳参鉴别方法是取粉末0.5g，加水3ml，浸渍10分钟后，剧烈振摇，产生少量泡沫，消失较快或取1薄片（或粉末少量），加乙醇2滴与1%三氯化铁的乙醇溶液1滴，显蓝黑色。开口箭药材中含有菝葜皂苷元，可用它作为薄层鉴别的特征。蜘蛛香药材中含有缬草素，可作为薄层鉴别的特征。

（四）分子鉴别

由于重楼属不同种植物的根茎形态、组织结构极近似，化学成分的研究也不够深入，因此以性状、显微鉴定等传统鉴定方法和药典理化方法很难准确鉴别出重楼正品及其近缘种的混淆品。随着分子鉴别方法的快速发展，受到学者们的广泛关注。姜黎等利用分子测序方法将正品重楼与亲缘关系近的样本进行 ITS1 序列比对，发现毛重楼的鉴别位点为（15:G；130:A），球药隔重楼的鉴别位点是（5:C；13:G），狭叶重楼的鉴别位点是（12:G；20:C），多叶重楼的鉴别位点是（15:A；214:T），花叶重楼的鉴别位点是（14:C；28:C），黑籽重楼的鉴别位点是（5:C；81:C）；将对照药材（云南重楼）及伪品的ITS1序列进行比对，可直观看出重楼与伪品（拳参和蜘蛛香）的差异非常大。朱英杰等对重楼属11个物种17份样品的psbA-trnH、rpoB、rpoC1、rbcL、matK和核ITS2序列进行PCR扩增和测序，筛选得到运用正向引物5′-GCGATACTTGGTGTGAAT-3′，反向引物5′-GACGCTTCTCCAGACTACAAT-3′进行ITS2序列扩增，得到ITS2序列在重楼属中的鉴定成功率达到100%。

三、药材质量评价

（一）外观性状

本品结节状扁圆柱形，略弯曲，表面灰褐色。质坚，切面白色至黄白色，粉性足。气微，味微苦、麻。

（二）质量评价

【检查】水分　不得过12.0%（通则0832第二法）。

总灰分　不得过6.0%（通则2302）。

酸不溶性灰分　不得过3.0%（通则2302）。

【含量测定】　照高效液相色谱法（通则0512）测定。

色谱条件与系统适用性试验　以十八烷基硅烷键合硅胶为填充剂；以乙腈为流动相A，以水为流动相B，按下表中的规定进行梯度洗脱；检测波长为203nm。理论板数按重楼皂苷Ⅰ峰计算应不低于4000。

时间（分钟）	流动相A（%）	流动相B（%）
0～40	30→60	70→40
40～50	60→30	40→70

对照品溶液的制备　取重楼皂苷Ⅰ对照品、重楼皂苷Ⅱ对照品、重楼皂苷Ⅵ对照品及重楼皂苷Ⅶ对照品适量，精密称定，加甲醇制成每1ml各含0.4mg的混合溶液，

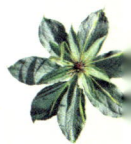

即得。

供试品溶液的制备 取本品粉末（过三号筛）约0.5g，精密称定，置具塞锥形瓶中，精密加入乙醇25ml，称定重量，加热回流30分钟，放冷，再称定重量，用乙醇补足减失的重量，摇匀，滤过，取续滤液，即得。

测定法 分别精密吸取对照品溶液与供试品溶液各10μl，注入液相色谱仪，测定，即得。

本品按干燥品计算，含重楼皂苷 I（$C_{44}H_{70}O_{16}$），重楼皂苷 II（$C_{51}H_{82}O_{20}$），重楼皂苷 VI（$C_{39}H_{62}O_{13}$）和重楼皂苷 VII（$C_{51}H_{82}O_{21}$）的总量不得少于0.60%。

按国家农业部绿色食品标准，农药六六六、DDT残留量均不得超过0.05mg/kg；重金属As、Pb、Cd、Hg的含量分别不得超过0.2mg/kg、1.5mg/kg、0.05mg/kg、0.01mg/kg。

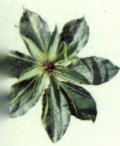

四、有效成分的提取

准确称取重楼的干燥根茎10.0kg，粉碎后用40L 70%乙醇渗漉提取，合并提取液经减压浓缩得浸膏1.5kg。用水分散浸膏，上清液过HP20型大孔吸附树脂，依次用水，30%、60%和90%乙醇梯度洗脱。30%乙醇洗脱部位减压浓缩得浸膏141g，所得浸膏经硅胶柱，以$V_{三氯甲烷}：V_{甲醇}=97：3\sim1：1$梯度洗脱，所得流分经TLC分析合并，再过反相ODS柱、Sephadex LH20和制备型HPLC，分离纯化得到重楼有效成分重楼皂苷。

五、药材包装、储存、运输

（一）包装

重楼包装材料采用干燥、清洁、无异味以及不影响品质的材料制成，包装要牢固、密封、防潮，能保护品质，包装材料应易回收、易降解。在包装外标签上注明品名、等级、数量、收获时间、地点、合格证、验收责任人等。有条件的基地注明农药残留、重金属含量分析结果和药用成分含量。

（二）贮藏

包装好的重楼商品药材，应及时贮存在清洁、干燥、阴凉、通风、无异味的专用仓库中，要防止霉变、鼠害、虫害，注意定期检查。

（三）运输

运输工具必须清洁、干燥、无异味、无污染、运输中应防雨、防潮、防污染，严禁与可能污染其品质的货物混装运输。

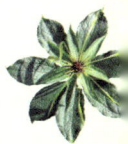

六、种植历史及现状

（一）种植历史

重楼的人工种植历史较为久远，最早为产地附近农民采集后种在房前屋后，早在《名医别录》中对重楼就有"而茎叶亦可爱，多植庭院间"的记载，清代的吴其濬的《植物名实图考》也有"江西、湖南山中多有，人家亦种之"的记载，可以明确的是当时种植的主要是七叶一枝花。但由于在过去重楼用量一直不大，野生资源又很丰富，因此重楼的人工种植一直没有形成规模，重楼药材一直靠野生采集。到了20世纪80年代中后期，重楼资源日益匮乏，其人工种植才开始，但由于种子萌发时间较长，种植周期长，种植利润过低，因此重楼的人工种植一直没有形成规模。

20世纪90年代，由于"宫血宁""抗病毒冲剂"等新产品的开发使云南重楼资源进一步紧张，云南白药等企业开始人工种植技术研究，但进展缓慢。21世纪，由于野生资源的破坏及云南重楼需求量的进一步扩大，使得重楼人工种植的需求进一步加大，云南白药集团在武定建立了云南重楼种植基地。在云南省农业科学院药用植物研究所的技术支撑下，丽江云鑫绿色生物开发有限公司在丽江鲁甸拉美容建立了云南最大的云南重楼种植基地，并通过了GAP认证。云南省农业科学院药用植物研究所还选育出"滇重楼1号""滇重楼2号"和"滇重楼3号"，发明了"滇重楼三段式栽培法"及"滇重楼生态复合种植模式"等种植技术。解决了云南重楼种子周期长的问题，实现云南重楼1年内形成小苗，2年出苗的技术。

随着重楼药材价格急剧上涨，极大地刺激了农户对云南重楼的种植，但由于种子种苗繁育周期较长，种苗一时供应不上，2012年以前多为农户零星种植。2010年10月我们到云南兰坪富和山调查，发现当地农户几乎家家都在房前屋后种着从野外挖来少则10来株多则100多株的云南重楼，但野外的云南重楼却已被采尽。据我们2009～2011年的调查，云南境内云南重楼种植面积超过1亩的种植户不下200家

（户），但面积超过200亩的仅有7家，其中大理4家，玉龙、瑞丽和马关各1家，总面积3000亩左右，但总体规模较小，种植时间较短，还处于引种驯化阶段。但随着重楼资源的匮乏，药材价格的不断飙升，越来越多的人开始重楼种植。2016年云南重楼种植面积已超过8万亩，2017年云南省农业厅公布的数据显示，云南重楼种植已达10.36万亩。

（二）种植现状

由于这两年重楼药材的价格飙升，种植大户常常从散户中收购集中滇重楼植株，加上种植户间常常转手倒卖，以及部分种植户种植密度较小等因素，造成统计数据往往相差较大。但近几年来重楼的种植面积突飞猛进，据云南省农业科学院药用植物研究所在2009年对云贵川重楼种植面积调查统计，2009年全国重楼种植面积为3000亩左右，并且以云南为主，而云南又以丽江最多，其次为大理，再次为文山。2015年赵仁等统计云南省种植面积为3万亩左右，主要集中在丽江、大理、文山、保山、德宏、临沧等地；但从2012年起邻近的四川、贵州已开始大量种植重楼，甚至湖南、福建、广西也有种植。2016年，云南省公布的数据已达8万亩。而2017年据云南省农业厅公布的数据，云南省重楼的种植面积已达10.36万亩，而成都天地网的统计也有6万亩左右。而云南的丽江等地依旧是云南省重楼种植面积最大的区域，其在2014年底就达11 700多亩。目前云南重楼种植主要分为滇西片区和滇南片区，其中滇西片区包括丽江、大理、怒江、保山、德宏、临沧和迪庆，其中丽江市主要为玉龙、永胜、古城、宁蒗等县区；大理州主要为大理、云龙、巍山、

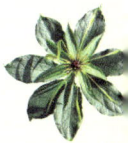

剑川、永平等县市；怒江主要为兰坪、泸水、福贡、贡山；临沧的耿马和永德；迪庆的维西和香格里拉；保山主要为昌宁、龙陵、腾冲等县；德宏的瑞丽、陇川和梁河；滇南片区以文山为主，文山州主要为文山、马关、西畴、麻栗坡、邱北等县市；红河州主要为蒙自、建水、石屏、屏边、金平、元阳、绿春等县；滇南片区还有西双版纳的勐海、勐腊，普洱的思茅等地区。其他的滇东曲靖的马龙、沾益和昭通的大关、巧家；滇中楚雄的双柏、武定，昆明的禄劝等地也有一定量的种植面积。一般丽江、大理、香格里拉、文山、曲靖以及临沧耿马等地的种源较为纯正，而其余的则较为混杂。

目前除了云南以外，四川、贵州、广西、江西、湖南、福建、湖北和陕西等地也有一定的重楼种植面积，这些区域主要以七叶一枝花为主，尤其是四川、贵州也较大，而四川又以川西的雅安、西昌、攀枝花和凉山为主，高海拔区域有一定的云南重楼种植，低海拔以七叶一枝花为主；贵州主要在邻近云南的区域。而其余地区均以七叶一枝花为主。

（三）市场需求与供给

随着云南白药、四川光大等重楼使用企业的发展壮大，重楼资源更加紧缺，价格开始逐步上扬。2002年11月至2003年3月，粤港两地发生"非典"，疫情向全国扩散，其中尤以北京为烈。当时重楼价格25元左右，在"非典"疫情严重时，重楼的需求量突然增大，使重楼价格达到了120元左右的天价，随着疫情得到控制重楼价格开始回调。之后有六年左右平稳上升期，到2009年10月达到180元。在重楼货源紧张大环境和人气的支撑下，到年底重楼发力，价格突破200元。到2010年初持续上涨，价格突破了300元，到2013年底重楼价格近600元。2014年初在没有种植培育重楼产品，野生资源不丰和人为因素推动下重楼价格更是突破了850元大关。2015年在800元左右，到了2016年在850左右，一度到1000元，2017年则基本在900以上，大多时候在950元到1000元之间（图5-2）。

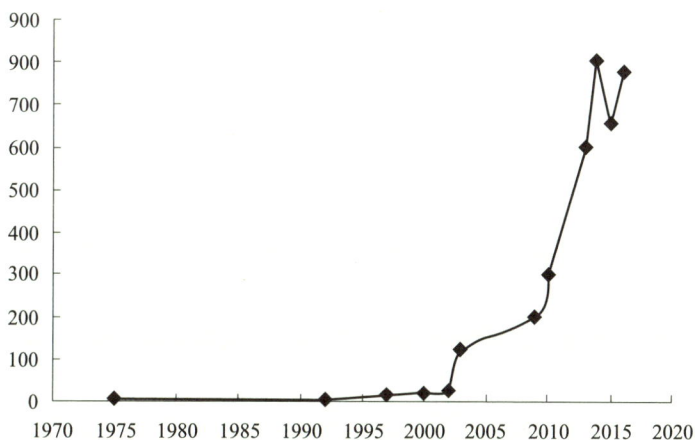

图5-2　重楼价格变化趋势图

目前，全国每年需求重楼干品超过3000吨，其中云南白药集团还是最大的用户，大概需求量在1000吨左右，其他药厂、中医院及民间需求2000吨以上。我国年产仅600吨，市场缺口主要依赖缅甸、尼泊尔、越南进口。

七、市场动态及应用前景

迄今为止，重楼原料仍主要来自野生，尚无大规模人工种植的产品。重楼的人工种植历史较为悠久，早在《名医别录》中对重楼就有"而茎叶亦可爱，多植庭院

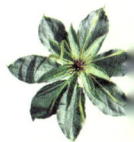

间"的记载，清代吴其濬的《植物名实图考》也有"江西、湖南山中多有，人家亦种之"的记载。但由于在过去重楼用量一直不大，野生资源又很丰富，因此重楼的人工种植没有形成规模。而重楼药材基本一直靠野生采集。20世纪80年代中后期，云南白药开始感到原料危机，重楼的人工种植才开始提到日程上，但由于种子萌发时间较长，种植周期长，加上重楼价格又不是很好，因此重楼的人工种植一直没有形成规模。20世纪90年代，由于"宫血宁""抗病毒冲剂"等新产品的开发使用使重楼资源进一步紧张，云南白药等企业开始人工种植技术研究，但进展缓慢。21世纪，随着野生资源进一步破坏，重楼需求进一步扩大，使得重楼人工种植得到了发展。目前，仅云南省内大小种植户不下100家，总面积在6万～10万亩之间，但大多为近年内新发展的区域，种植时间较短，种植技术粗放，离投产还需至少5年。随着中医药产业的快速发展，加之其良好的抗肿瘤效果和妇科止血效果，以重楼为原料的生产企业用药量大幅度增加，再加上其在日化产品上的抗痤疮效果，据保守估计，10年后我国每年消耗重楼将在5000吨以上，重楼的供需矛盾将持续一段时间。加之重楼化学成分复杂，药理活性强，临床应用范围广，近年来国内外学者着眼于其生理活性和独特的药用价值，通过现代药理研究，为重楼的一些临床应用提供了理论依据，同时发现了一些新的作用，显示了良好的发展前景。

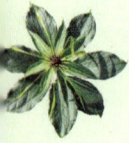

参考文献

［1］国家药典委员会．中华人民共和国药典一部［M］．北京：中国医药科技出版社，2015：260.

［2］李恒．重楼属植物［M］．北京：科学出版社，1998：14.

［3］杨丽英，杨斌，王馨，等．滇重楼新品种选育研究进展［J］．农学学报，2012，2（7）：22-24.

［4］张金渝，虞泓，张时刚，等．多叶重楼遗传多样性的RAPD分析［J］．生物多样性，2004，12（5）：
517-522.

［5］段宝忠，黄林芳，谢彩香，等．基于TCM-GIS技术的云南重楼生产区划初探［J］．价值工程，2010，
29（2）：140-142.

［6］杨远贵，张霁，张金渝，等．重楼属植物化学成分及药理活性研究进展［J］．中草药，2016，47（18）：
3301-3323.

［7］王羽，高文远，袁理春，等．滇重楼的化学成分研究［J］．中草药，2007，38（1）：17-20.

［8］张金渝，王元忠，金航，等．ICP-AES法测定滇重楼中的微量元素［J］．光谱学与光谱分析，2009，
29（8）：2247-2249.

［9］王艳霞，李惠芬．重楼抗肿瘤作用研究［J］．中草药，2005，36（4）：628-630.

［10］王强，徐国钧．重楼类中药镇痛和镇静作用的研究［J］．中国中药杂志，1990，15（02）：45-47.

［11］满意，魏铭，王慧凯．中药重楼活性成分抗肿瘤的作用机制［J］．药学研究，2016，35（6）：355-
356.

［12］何明生，李秀．重楼药理作用的研究进展［J］．世界中医药，2012，7（6）：579-582.

［13］杨丽云，陈翠，吕丽芬，等．云南重楼的组织培养与植株再生［J］．植物生理学报，2008，44（5）：
947-948.

［14］苏文华，张光飞．滇重楼光合作用与环境因子的关系［J］．云南大学学报自然科学版，2003，25（6）：
545-548.

［15］陈翠，杨丽云，吕丽芬，等．云南重楼种子育苗技术研究［J］．中国中药杂志，2007，32（19）：
1979-1983.

［16］陈翠，杨丽云，袁理春，等．不同栽培密度对滇重楼生长的影响研究［J］．云南农业科技，2010（4）.

［17］陈翠，汤王外，谭敬菊，等．不同遮阴方式及遮阴率对滇重楼生长的影响研究［J］．中国农学通报，
2010，26（10）：149-151.

［18］童凯，孙旭，姜美杰，等．华重楼的形态多样性及其与单株产量和质量的关系［J］．中国中药杂志，
2017（7）.

［19］杨琳，李娟，曾令祥．贵州道地中药材重楼主要病虫害发生危害与防治技术［J］．农技服务，2015，
32（7）：115-117.

[20] 杨永红，严君，刘君英，等. 滇重楼根茎腐烂的调查及其主要害虫研究 [J]. 中药材，2009，32（9）：1342-1346.

[21] 李绍平，杨丽英，杨斌，等. 一种人工三段栽培重楼的方法：CN101248727 [P]. 2008.

[22] 尹显梅，张开元，蒋桂华，等. 华重楼皂苷类成分的动态分布规律对药材质量的影响 [J]. 中草药，2017，48（6）：1199-1204.

[23] 吴喆，张霁，金航，等. 红外光谱结合化学计量学对不同采收期滇重楼的定性定量分析 [J]. 光谱学与光谱分析，2017，37（6）：1754-1758.

[24] 杨勤，张华，周浓，等. 滇重楼贮藏期间化学成分的变化 [J]. 中国实验方剂学杂志，2015（13）：56-58.

[25] 姜黎，孙琴，张春，等. 基于ITS全序列分析的重楼常见混伪品鉴定研究 [J]. 中国新药杂志，2013，（20）：2439-2444.

[26] 朱英杰，陈士林，姚辉，等. 重楼属药用植物DNA条形码鉴定研究 [J]. 药学学报，2010（3）：376-382.

[27] 赵仁，谭慧，山学祥，等. 云南重楼种植与可持续发展 [J]. 云南中医学院学报，2016（2）：90-94.

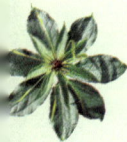